獻給真赫、東言、載言、

四位以活下去展現出生命之路的父母，

還有，我的大女兒 J。

※ 為尊重作者女兒的意願，全書以假名金瑞玄替代真名。

CONTENTS

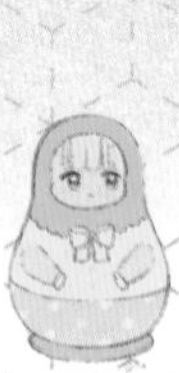

第2章／許久前的未來與女兒的足跡

第3章／分開和同行的方法

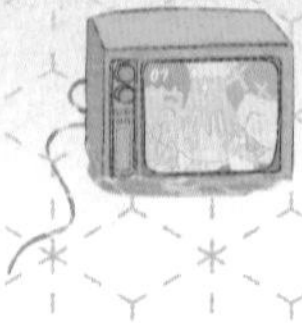

第4章／守護女兒，也守護自己的人生

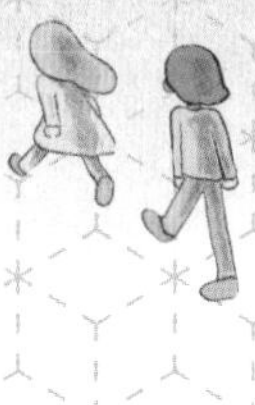

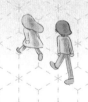

好評推薦

「當身陷憂鬱症的黑洞裡，盡是無助、恐懼、折騰與煎熬。親愛的孩子別怕，這一路上，不讓你孤單。家人的支持與陪伴，將是你最溫暖的靠岸。」

——王意中，王意中心理治療所所長、臨床心理師

「這本書是一對母女從『選擇』與『控制』的對立，到平衡『分開』與『同行』的生活故事。這也是一本『不是戰勝憂鬱症，而是承受憂鬱症』的故事。許多的『犯錯好過不做』，寫實地就像在診間上映的你我他。邀請身處憂鬱或想了解家人憂鬱的你，一起來細細閱讀。」

——林承儒醫師，馬偕醫院自殺防治中心主任

「這是一本讀來相當『揪心』的書，家裡有人罹患憂鬱症，除了患者本身苦不堪言，陪在身旁的人更是如處在地獄般。這本書，將帶你從黑暗低谷處，看見細縫中穿透進來的微光，到頭來驚覺，原來那一切，都是愛！」

——陳志恆，諮商心理師、暢銷作家

「別急著問『你為什麼會變成這樣』，也別急著說『希望你能趕快好起來』；同理與接納，才是我們能給予最溫柔，也最有力量的陪伴。」

——瑪那熊，諮商心理師、關係溝通講師

「理解是我們對彼此最重要的溫柔，如果每個人都能對不熟悉的人事物多一份理解，這世界將會更溫和有愛。」

——鄧善庭，諮商心理師

作者序

對我說說你的悲傷

一直以來，當我發現某種工作還不錯時，都會馬上跟孩子們說，這個工作不錯。舉例來說，和孩子一起去看電影，發現劇情很棒時，我會說「你們也有寫劇本的天分，可以試著寫看看」；看見設計得不錯的海報時，會鼓勵說「你們也可以往平面設計的領域發展」；或是略微試探地說「只要日子過得下去，當影評人也不錯」。

當然，我三個孩子都喜歡看電影，所以我們也將此視為半真心、半開玩笑的對話，每次孩子們都會悄悄地推推我的背說：「媽媽也可以試試看，現在還不算晚。」

「我？這個年紀？」

先生跟孩子們合送我筆電，是在大女兒瑞玄從精神病房出院後的一個月，那時我每天都像在寫日記似地，用KakaoTalk*記錄承受著憂鬱症、認真熬過每一天的瑞玄的故事，卻不知道該傳給誰。最後，這些草草寫下的文字，收件人當然就是「我」自己。發現這件事的家人決定送我筆電，督促我正式開始寫文章。看來，為了我的生日禮物，家人做出相當大手筆的決議。

然而筆電卻漸漸積了灰塵，因為我依然無法拋棄之前的方式，獨自一人在KakaoTalk寫下紀錄。直到某天，我收到鄰居姐姐傳來的一長串訊息，就在這位一直以來聽我講述瑞玄憂鬱症故事的姐姐，也將她兒子罹患焦慮症的故事詳細記錄下來時，我才終於提起勇氣。

那些不說，就不會知道的故事，時而細微、時而恐懼、時而顧慮自尊的那些故事，要說出口才能知道真相。關於我女兒瑞玄的憂鬱症故事也是一樣，當我主動向人提及我與女兒的故事時，面前的某個人就會願意跟我說說他的故事、他的

* 韓國市占率最高的手機通訊軟體。

寶貴經驗，每一次都是如此。彼此只是因為沒人先開口，而猶豫著該不該說，但我們獨自承受的悲傷其實比想像中還要多。

在那之後，我終於打開筆電寫下我與瑞玄的故事，而這一次，我要將我自己及家人受困於憂鬱症的辛苦歲月，說給許多母親與女兒聽，這些母親與女兒就是我內心設定的收件人。因為想跟他們說說這些故事，我鼓起勇氣邀請女兒一同寫這本書，我想喚醒對於活下去「至死」都沒有自信的女兒、被憂鬱症糾纏而身心受創的女兒。

我認為要讓瑞玄「活下去」，就必須讓瑞玄從她最拿手的事情做起，因為瑞玄即使在最辛苦的瞬間，也不曾停下畫畫的手。

至於同意媽媽的提案、願意一同寫書的瑞玄，在中途也曾出現是否該放棄這個計畫的想法，畢竟我以文字、瑞玄以繪畫表現內心的方式，總是會觸碰到我們不想回想起的回憶。這時便需要我的信心與說明，不過更迫切需要的，是瑞玄的勇氣與決心。

瑞玄所繪製的封面，以廣闊草原為背景，媽媽的手牽著飛向天際的女兒的手，瑞玄說：「這是媽媽緊抓著雙腳無法踏地、四處漂流的我。」不過，也有人看了這幅畫之後說：「像是粉紅頭髮的孩子在拯救陷入沼澤的媽媽。」就像有時候看起來像兔子，有時候看起來又像鴨子的錯覺畫般，每一次重新看瑞玄的畫作，就會有許多不同的解讀。

理解憂鬱症、走過憂鬱症的母親與女兒，承受了痛苦、愛、悲傷，或許還有希望，我一一記下這些歲月，想盡可能地讓我們提起勇氣傳遞的故事，可以觸碰到某個人的內心，就算不足夠，仍希望能給予些許光明，給予現在正罹患憂鬱症的你，或是因為身邊的人們處於這情況，而獨自悲傷的你。

「對我說說你的悲傷，我也會和你說我的。」*

* 借用瑪麗．奧利弗（Mary Oliver）〈野雁〉（Wild Geese）詩中的句子：「Tell me about despair, yours, and I will tell you mine」。

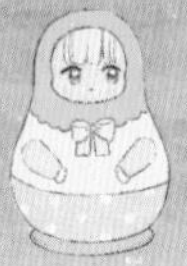

第 1 章

下定決心的那一天

是什麼，讓我們在現實生活著，

又是什麼讓我們

往非現實的世界消失呢？

1 你，為什麼要尋死？

我的女兒，二十四歲的瑞玄如今就讀於某大學設計系，高中時期除了國文科，所有科目的成績百分比排名都落在最末的一〇%，結果她在二〇一六年度的大學入學考試*，跌破全家人的眼鏡考取了C組+的設計學系。然而喜悅非常短暫。瑞玄大學一年級兩個學期幾乎都沒有出席課堂，而是不斷來回在精神科與諮商治療之間，最終選擇了休學，當時她確診為憂鬱症與恐慌症。

然後，在二〇一九年五月，瑞玄嘗試自殺，那不是她第一次嘗試自殺，不幸的是，也可能不是她最後一次自殺。以「危機介入」為名義，我們讓瑞玄進入精神病房住院三週，身為母親的我每天會與瑞玄見面兩次。

生死之界，時而荒謬不可理喻。對女兒來說，眼下最重要的課題就是找回自己人生的意義，而我無論如何都想要幫助她。持續不斷的憂鬱症狀，使得學校課業走走停停，但瑞玄卻對自己選擇的繪畫這條路堅持不懈，不僅時常投稿到電視台的紀錄片動畫組，在網路上販售的插畫相關商品也賣出不少。

至今的我依然很茫然，可是我認為，要讓瑞玄願意活下去的話，就必須讓瑞玄從自己最拿手的事情做起，一一解開內心的結。

我和出院後不輕易開口說話的瑞玄一同外出散步，我跟在率先走往玄關門的她身後，卻看到了令我頭皮瞬間發麻的景象——瑞玄正站在陽台欄杆旁，打開紗窗，從十樓往下看。我呼吸急促，聲音顫抖地立刻跟瑞玄說：

＊韓國大學入學考試日為每年十一月的第三個星期四，二〇一六年度入學考試即為二〇一五年十一月第三個星期四。

＋韓國大學入學考試方式如同台灣分為甄試入學與入學考試，入學考試與台灣指考（分科測驗）相似，但不是依照成績排名，而是將各個大學與學系依據類型與面試日程打散，所以C組設計學系不是單一學校的科系，而是被放入C組的設計科系，而同組科系中只能擇一進行面試。

「我想寫下關於你的故事，你可以用畫畫的方式回應我的文字嗎？」

瑞玄回答「好」，讓我添增了不少勇氣。所以我的文字與瑞玄的插畫成就了這本書的問世，可以與更多人分享我們的故事，當中包含了：因為恐慌症、憂鬱症、戲劇型人格障礙等精神疾病的破壞力，衍生出現飲食障礙症、自殘傾向等狀況的女兒；以及和女兒同住、想守護自己的人生、同時守護女兒，並嘗試記錄下這一切的我。

在瑞玄同意我毫無計畫之下提出的寫書提議後，我便以訪談為由，丟出第一個問題：

「所以，你為什麼要尋死？」

2 下定決心的那一天

很久很久以前，森林裡有一家小小的松鼠家庭。深受爸媽疼愛的老大松鼠與弟弟妹妹的關係雖然沒有很好，但也沒有什麼大問題，老大松鼠就這樣長大，但不知道從何時開始，內心的疑問逐漸擴大。

「為什麼我跟爸爸媽媽不一樣？你看，我沒有尾巴！」

老大松鼠看著小巧可愛的弟弟妹妹嘆了口氣。

「不可能只有我長這樣！」

沉溺在許多疑問之中的老大松鼠決定要去尋找自己真正的媽媽。

老大松鼠有兩個認識許久的摯友，分別是歪鼻子紅精靈與獨眼龍藍精

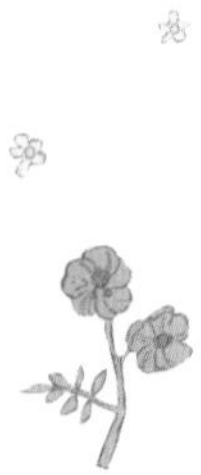

靈，歪鼻子紅精靈大聲跟老大松鼠說，你一定可以見到真正的媽媽。

「如果要去找真正的媽媽，要將你的記憶跟香氣都留下才能離開。」

老大松鼠馬上哭喪著臉。

「留下記憶離開的話，我要怎麼知道我是誰呢？香氣消失的話，我就再也回不來了。」

但深怕自己看起來很膽小的老大松鼠，硬是將眼淚吞了回去。為了走向期待已久的地方，選了一件漂亮的衣服。

「不會痛吧？」接過要裝入香氣的玻璃瓶，老大松鼠憂心地詢問歪鼻子紅精靈。

「沒事的，如果你還是擔心就先吃這個吧，會有幫助的。」

歪鼻子紅精靈拿出可以忘卻疼痛的紅色果實與透明糖漿，放在老大松鼠顫抖的手中。

「咕嚕！」

因為果實與糖漿而勇敢許多的老大松鼠，開始將自己的香氣裝入玻璃瓶，老大松鼠衣服上的色彩逐漸消失，牠所熟知的自己的樣貌也逐漸消失。

「咕嚕咕嚕！」

就在那時，獨眼龍藍精靈走出房子，萬分焦急地發現，總是很開心跟自己玩耍的老大松鼠，為了尋找媽媽，變得像洋娃娃一樣動也不動了。

出院後的瑞玄交給我這篇蘊含她些許想像力的故事，對於有相同處境的人來說，可能會有不好的影響，也許會喚醒自殺的念頭，因此我們通常會避免講述這種真實的故事。雖然童話故事和現實生活不一樣，卻很接近真實。

在大學附近度過兩年租屋生活的瑞玄，去年春天搬到離學校有一段距離的弘益大學（簡稱弘大）附近，我擔心著她租屋附近沒有同學，所以在念相同科系的妹妹入學後，幫她們兩人在弘大附近租屋。

就在「決心尋死那一天」的中午，瑞玄發了 KakaoTalk 給我。

「媽媽，現在可以來看我嗎？」

沒有前因後果的一句話，經驗加上直覺告訴我，這不是可以忽略的訊息。

瑞玄搬到弘大，開始與妹妹同住後經常吵架，導致兩人都處於情緒對立的狀態，於是我跟她們說，放暑假就會去幫她們整理房子。而接獲這個通知的瑞玄，就在「那一天」的三天前，發了三行訊息給我：

「媽媽跟二妹好像不是我的家人。」

「二妹做媽媽的女兒就好。」

「再也不要傳訊息了。」

在 KakaoTalk 做出這個宣誓的瑞玄，還不到三天就傳來「現在可以來看我嗎」的緊急訊息，肯定是有原因的。我並沒有單純地「不過問、不追究」就跑去，雖然我可以馬上過去，但我想知道原因再過去。我不斷地傳訊息、打電話，想確認是不是真的有重要的事，但瑞玄完全沒有回覆。

瑞玄時不時就突然打電話或傳訊息給媽媽、要求跟媽媽見面，這次也不是什麼罕見的情況，或許可以就這樣忽略也說不定，但不知道為什麼，那天我就是無法直接放著不管。會不會是因為獨眼龍藍精靈著急在吶喊呢？

我跟先生說要去看一下瑞玄，急忙攔了計程車前往。結果看到了身為父母這一輩子都不願意再次看到的畫面，而且是先生先看到的。

我們打一一九叫了救護車、一起上了救護車、到達醫院急診室，這中間所有的記憶都一團亂，時不時就會冒出那令人害怕的畫面。

急診醫師說沒有生命危險，但因為傷口有點深，需要接回神經，情況略微棘手；簡單來說，雖然狀態很緊急，但沒有生命危險。先生聽到醫師這句話後，可說是內心充滿感激，我完全能感受到先生發現瑞玄的當下，無比衝擊的懊悔心情。當我聽到醫師說「之後就算接受整形外科手術，也很難不留下疤痕」時，淚水也掉了下來。

從木洞附近的醫院轉院到住家附近的綜合醫院時，已經是晚餐時間，真是漫長的一天。雙頰紅通通的瑞玄像發高燒般不斷喃喃自語，轉身面對牆壁，好像要看穿牆壁似地瞪著牆壁，整夜沒睡。

在M醫院急診室，精神科醫師看了瑞玄目前的狀況與過去的病歷，詳細地詢問了這段時間發生的幾個事件，我儘量集中精神、克制情緒，努力地回答。

當晚辦完入院手續，我也是第一次知道，父母不能隨意強制超過二十歲的女兒「入住」精神病房，醫師跟我們說了幾種不用經過患者同意也可以住院的方法，但幸好瑞玄不排斥住院。

我比任何人更想要女兒住院治療，因為我知道瑞玄已經逐漸面臨崩解，憂鬱症、恐慌症、自殘、自殺衝動、無助、恐懼、噩夢、頭痛……像是打開了「潘朵拉的盒子」，女兒的人生很早就開始不斷受到負面情緒的摧殘，身為媽媽的我不可能不知道，只是幫不上忙而已。其實沒有到不能幫忙，只是盒子裡的「壞禮物」，有一部分可能也跟身為媽媽的我有關。女兒不斷受到憂鬱症糾纏、侵蝕，由來已久；而我大惑不解，始終沒有答案。

女兒比他人更早開始思索死亡這件事，常常恨媽媽恨到想殺了媽媽，為了懲罰自己而自殘，歷經無數個希望就這樣一睡不醒的夜晚之後，決心要尋死。

日日如履薄冰，任誰看了都知道有問題，但身為媽媽的我卻選擇沒看見。學業、周遭的竊竊私語、煩心事、一味地期待會有好轉……這些，都該怎麼說呢？

如果母愛能夠將女兒從憂鬱地獄中救出來，那麼世界上任何媽媽都會這麼做，我也是。然而，如果我光相信母愛可以讓女兒徘徊在人生死路的心，找到回來的路，那我就過於天真了。瑞玄已經超過了憂鬱的臨界點，專家開立的「處方」就是安全之屋。想要理解憂鬱症的媽媽，與必須走過這場血戰的女兒，就這樣遇上轉折點，有句話說：「累積百萬次的失敗，才能建成一棟房子。」

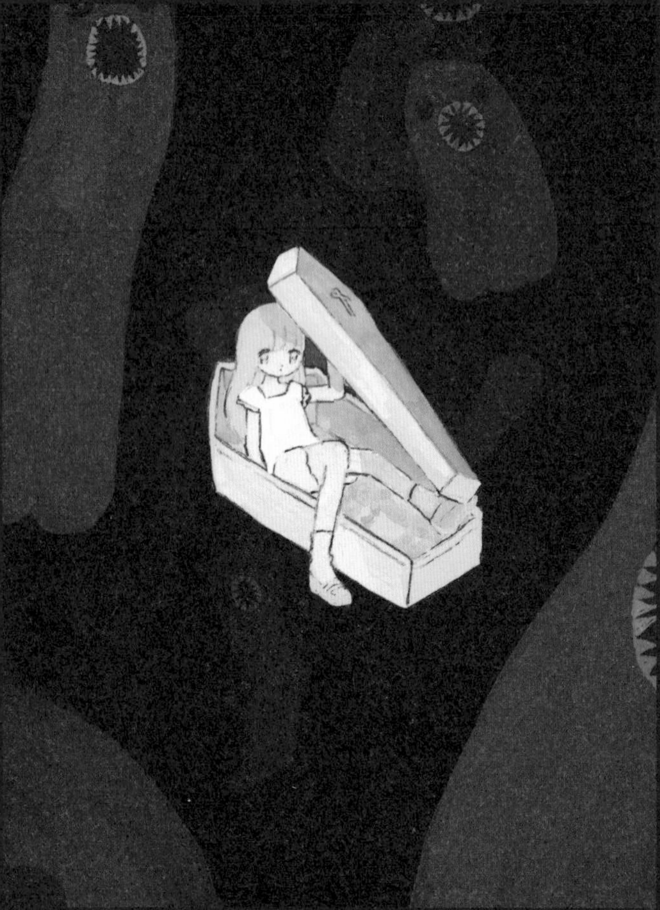

「瑞玄的心裡話」

不論是誰，不論想死、想活，不都是需要勇氣嗎？一旦決定要活下去，就想好好地活，若過得不好，就會想死。我想從一路失敗的人生回頭。

3 — 在精神病房尋找焦慮的和平

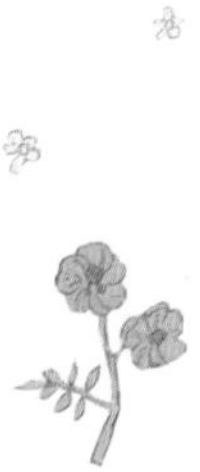

瑞玄在病房內看起來很安定，原本就是這樣嗎？表情與言語都是如此溫和，我的內心也跟著平靜下來。

「我覺得是一半一半。死了的話，我就不在這裡，這樣就夠了；活下來的話，就要繼續活下去。」

有一半的生存機率，也再次活下來的瑞玄，坐在病床上填寫著幾張筆記本大小的問卷：心情是否平穩、覺得憂鬱、或沒有希望；是否覺得自己是失敗者；是否極度擔心世界要滅亡了；是否覺得有人跟著你……沉浸在這些不知道問了是有用還是沒用的問題裡。

因為各種情況都讓腦袋變得很混亂，所以這份問卷好像反而為瑞玄帶來消遣的作用，她用心填寫著，這份問卷無法在一天內寫完，她花了好幾天的時間認真地完成。學校的期末考請了病假，下學期則是決定休學，這是繼二年級的春季學期與秋季學期之後，又再一次遞出休學申請。一年級時，她幾乎沒有到學校上課，所以沒有取得學分，瑞玄在入學與畢業之間好像產生了巨大的黑洞。

瑞玄住院期間，我的一天就是由「家、醫院、家、醫院、家」所組成。主治醫師說每日早晚的探病，對瑞玄的治療沒有幫助，反而會加深她的依賴性。

然而，我又不太放心就這樣放女兒在醫院，畢竟只要晚了幾分鐘，女兒就會傳訊息來問「媽媽，你到哪邊了？」可說是每天都在確認我的出勤紀錄。幸好，下午五點半到八點的固定探病時間，先生都會陪我前往，沒有一天缺席。

和瑞玄一起下西洋棋、玩積木、陪她說話，時而會出現不知道該說什麼、該做什麼的驚險瞬間，我們就只是靜靜地坐著。我獨自陷入瑞玄若重複出現自殺行為，該怎麼辦的擔憂之中。嘗試自殺的人無一例外會再次嘗試自殺，平均會在嘗試十五次之後成功，統計數字就像怪談一樣，我不想聽。

不過瑞玄住院的三週期間，最大的收穫就是吃飯與睡覺都很規律，以睡眠這部分來說，是具有正向的效果。看見女兒一早醒來清爽的臉龐，想著自己究竟有多久沒有看到這一幕，感覺相當神奇。再加上醫療團隊的藥物治療、心理治療的協助之下，女兒看起來減輕許多壓力，有一次瑞玄以悠閒的表情說：「媽媽，我在這裡覺得一切都沒什麼，不知道為什麼之前會因為那些小事而感到難過。」

醫院的環境為瑞玄帶來的正向改變是安全感與安穩睡眠，不過住院第二週起，她就開始鬧彆扭，貧血與間歇性頭痛是問題，但更大的問題是飲食障礙症。瑞玄開始刻意「像小鳥一樣」進食，主治醫師也注意到了，他要求瑞玄必須記錄當日攝取的飲食分量。兩塊紫菜飯捲（不是兩條）、一口養樂多、半根香蕉左右就是「大量」進食的日子，我覺得不能忽視瑞玄突然吃這麼少的情況。

「這次是打算要餓死嗎？為什麼要這樣？」

「媽媽，我覺得我很巨大，好像掉到小人國的愛麗絲，如果前方有人，我會說『對不起，我也不想長這麼大隻』。」

我這輩子一直被別人說過瘦，而瑞玄比我更瘦、個頭也更小，這樣的她究竟是哪裡巨大了？時時刻刻想把自己的身心弄扁、弄小的瑞玄令我心痛，也擔心她會罹患厭食症。雖然瑞玄極力否認，說她「只是減少進食而已」，可是看在我眼裡卻是無比的擔心，如果憂鬱症所引發的內心飢渴，轉變成嘔吐或暴飲暴食，那該怎麼辦？

住院第三週，瑞玄體重掉了六公斤，深受偏頭痛、貧血、便祕所苦（不能斷言是極端減肥造成的，此症狀的原因相當複雜），卻又再次宣示自己不要變胖，還說如果在突然胖了三十公斤與被卡車輾過之中選一個，當然要選擇被卡車輾過。真是令我啞口無言。

出院後的瑞玄依然在和（根本沒有的）體重奮鬥。不過，當我反覆修潤這篇文章之際，瑞玄每天早晚都會站上去量體重的體重機壞了，卻沒特別說什麼，顯得很灑脫。要說好險，還真的是好險。

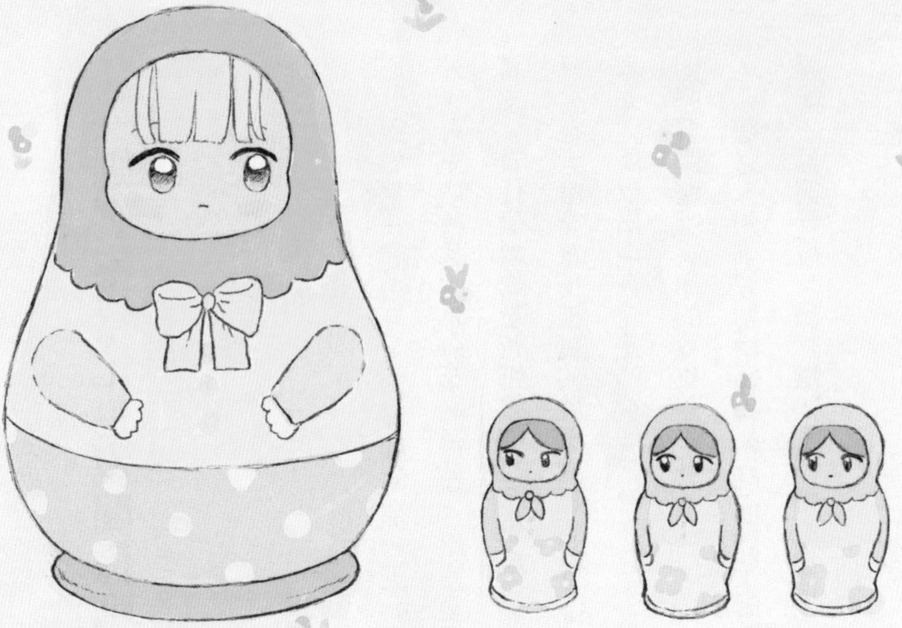

「瑞玄的心裡話」

我覺得，我好巨大，
好像掉落小人國的愛麗絲，
如果前方有人，我一定會說：
「對不起，我也不想長這麼大隻。」

我經常想像，
把身體的一部分撕下來變不見。

4 媽媽不幫忙也沒關係嗎？

跟先生一同去見主治醫師的那一天，坐在等待區的我們，覺得自己好像罪人。有一位帶著國小兒子的母親，用完全不顧及他人想不想聽的音量，大聲說著：「為什麼要偷爸爸媽媽的錢？怎麼會想偷？你是小偷嗎？」

在大庭廣眾下被罵的兒子面無表情，而媽媽扭曲著臉、眼神相當憤怒，將她本人之所以出現在這邊的責任歸咎在兒子身上，那模樣看起來很不舒服。不過，即將要跟醫師見面的我也差不多。

總之，想到要跟精神科醫師面談，瞬間就覺得自己像個坐立不安的客人一樣，不論說什麼、做什麼，都深怕犯錯似地小心翼翼。醫師說瑞玄的病名推斷為

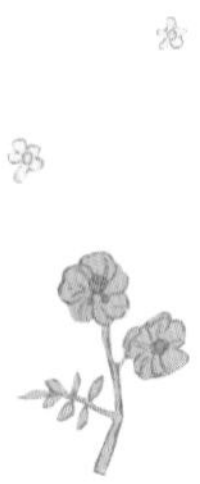

「雙相情緒障礙症」（Bipolar disorder），簡單來說，就是躁鬱、憂鬱的模式會週期性出現的一種情緒障礙。

醫師仔細聽完我與先生的說法後，給予我們建議。當醫師說「媽媽看起來很累、很辛苦」的那瞬間，我哭了，那時的我應該是想著「照顧如此不安焦慮的女兒，怎麼可能不辛苦？」深陷究竟該如何照顧瑞玄的煩惱情緒之中，所以一瞬間就哭了起來。

醫師強調「可以接受瑞玄想要做的事情，但要遵守原則」，可是「遵守原則」的說法好像是要我「必須更努力」的意思，讓我一時控制不住情緒。

「如果我女兒在半夜兩點傳訊息來說憂鬱得想死，要遵守哪一種原則？一起吃飯時，發現女兒的手腕上有自殘痕跡的時候呢？如果女兒在地鐵站下車，打電話來說不知道自己在哪邊，錢包也不見了，又該用什麼原則解決問題呢？」

分不清是問題或抱怨還是訴苦的話語連環發射，我就是因為沒有原則的女兒而辛苦萬分，現在又說什麼要我建立原則，真的太委屈、太生氣了。當然，我知道醫師不是這個意思，醫師是說要信任並支持焦慮的瑞玄，但也不能完全被她牽著走，應對要有一致性才行。

「媽媽不幫忙的話，會出現什麼問題呢？」

醫師以堅定的態度問。我卻沒能馬上回覆這個提問，有點慌張，這個嘛，會出現什麼問題呢？沒車錢的話，就去帶她回家，如果手機沒電就聯絡不上了，要不然回答她不方便呢？擔心她缺錢缺到去搶加油站？還是擔憂她在衝動之下做出壞事？我不知所措，完全回答不出來。

「瑞玄不是小孩子了，沒有車錢不會回不了家，手機沒電更不是大問題，況且她已經是成年人了，父母沒有任何方法可以控制她，大概只有經濟上的制裁是比較現實的方案。」

醫師同理我的難處，另一方面又建議我與瑞玄之間該建立什麼原則、建立何種角色互動關係，在醫師面前我也只能豎起白旗投降。

我與先生走出諮商室大門，一同去喝杯咖啡時，我難為情地說：

「醫師剛剛說媽媽有陣發性暴怒障礙症，如果醫師覺得就是因為媽媽這樣才導致女兒這樣，該怎麼辦？」

「真的耶。」

天啊，完全不懂安慰人的先生。

「媽媽，諮詢結果如何？」隔天瑞玄傳訊息來詢問。

當然不能說很好，所以我回覆：「嗯^^，要我們繼續維持相信你、支持你的原則。」

然後我默默地問自己：「你是個相信女兒、支持女兒的媽媽嗎？」腦海中冒出許多藉口，但答案恐怕是「不是」。或許就是害怕被發現，所以才在醫師面前擺出僵硬的態度，還那樣哭泣。因為女兒目前所承受的苦楚，也許就是媽媽的問題，突然之間我好像變成不是罪人的罪人。

5 在安全線內遇到的人們

瑞玄住的M醫院的設備，舒適到令我驚豔，居然有特殊燈光齊全的KTV、桌球桌等休閒設施，還有小小的圖書館，患者還可以自由參加音樂課、美術課，跟想像中的「精神病院封閉病房」截然不同。

然而，就算有成套的附屬設備，這裡依然是一間治療精神疾病患者的醫院，探病時間一天兩回、限定直系親屬，入場時嚴格檢查隨身物品（依據情況不同，有時會令人心情不太好），禁止攜帶刀類、尖銳鉛筆、瓶裝飲料、年糕（紫菜飯捲可以）等，患者要遵守的規矩也比其他科的患者嚴格。除了例外狀況，皆可自由使用手機，但筆電、桌機等個人電子設備就有限制，瑞玄因為需要完成學校期

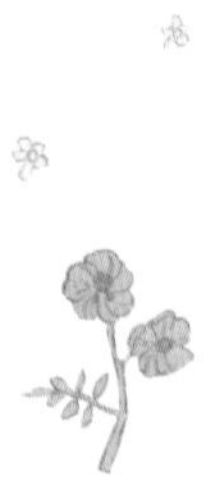

末作業，因此提出申請，一天可以使用二到三小時。

在醫院裡遇到的患者，看起來大多精神奕奕與悠哉，但他們當然都是迫切需要接受治療的人。說自己酒醉昏倒一醒來就在精神病房，認為「世界上都是好人」的男性、常常出現幻聽，但為了孩子想快點好起來的兩個孩子的媽、即將復學卻嘗試自殺的二十多歲青年、出院當天自殘又被送回醫院的二十多歲女性、不斷抓著人喃喃自語的女學生、患有重度憂鬱與飲食障礙的日本女性，還有我的女兒瑞玄。精神疾病就跟其他生理疾病一樣常見，我也是在這邊才真實感受到這一點。

我每天就像上班一樣前往M醫院二樓的精神病房，讓我驚訝的另一件事就是我的雙重想法，畢竟要說出「我女兒住在精神病房」，跟說手骨折了、或得了盲腸炎時的心理準備不同，期待的回覆當然也不同，在這種情況下，會分成情感上可以共鳴的人與無法共鳴的人，偶爾就必須說謊。因此依據對象不同，瑞玄有時是因嚴重憂鬱症住院中的女兒，有時是因手臂嚴重受傷、在整形外科住院治療中的女兒，每一次我都覺得心裡很不舒服，將女兒的病視為祕密的瞬間，都會覺得自己是個愚蠢的「人類鑑別師」。

以家屬身分跟精神科醫師諮詢時，我也會不斷做出怪異的舉動，每一次都需要正確理解醫師提問的意圖，才能回覆正確答案，該怎麼形容我的樣子呢？就像在進行「正常人的角色扮演（Cosplay）」嗎？每一次去醫院，都儘量穿戴整齊，或是努力用和藹的語氣說話，我究竟為何會這樣呢？

大概是那段時間發生的事情，我正跟街坊鄰居東聊西聊，雖然有點羞愧，但我們開始說起其他人的「閒話」。

「住大樓四樓那個大嬸，經常被抓到沒有把垃圾裝進專用垃圾袋就拿去丟。」

「○○爸爸跟朋友去高爾夫之旅，結果鬧彆扭，半夜偷偷開車回來。」

「我家弟媳有憂鬱症，現在換念國中的姪子自殘，全家亂成一團。」

當有人無意間提及憂鬱症話題時，我的胸口都會不自覺地揪成一團。

「什麼！那是躁鬱症吧！」

「瘋了吧！」

「你弟媳家的女兒該不會也得憂鬱症吧？」

突然間所有人都變成醫師，完全不論症狀如何就恣意說出自己的診斷，任誰聽了都只會覺得是個性挑剔了點而已，卻動不動就說出神經病、憂鬱症之類的詞彙。我絕對不想在這種情況下，說出「我女兒真的罹患憂鬱症，所以我明白」。

當藝人與名人開始分享自身罹患憂鬱症、強迫症的經驗之後，人們對於精神疾病的意識確實逐漸有所改變。

然而我在現實情境感受到的情況又不太相同，人們對於他人的憂鬱症可以給予真心的安慰，但若涉及自己、子女、或配偶，依然會想要迴避、想要隱藏，不想惹禍上身。只是個性有點稜角而已，就把這樣的人安上「精神病患」的稱號，事實上只是想劃出「我與他不同」的那條線而已。

就連瑞玄住院這件事情，先生與我都不敢跟婆家的人說，一方面是不想讓他們擔心，另一方面也是不想讓他們對瑞玄產生偏見，就算跟年邁的父母說瑞玄是「心的感冒」，他們也會因為孫女「精神有問題」而傷心不已。所以，理解女兒得了憂鬱症這件事情，真的比想像中還困難。對於像我們這樣平凡的父母來說，無力承擔社會偏見、周邊人們的竊竊私語，因而也特別期望那句「以溫暖視線看待精神病患」的說法不是空談。

足球國際賽開賽的那晚，瑞玄與病房的朋友們一同觀看比賽，有人準備爆米花跟大家分享。「我們每個人都是因為需要治療精神疾病，而聚集在這邊，但聚在一起的時候，卻好像是鄰里聚會一般。」瑞玄這樣說。

說真的，我是因為在病房遇見其他患者，才開始平靜地接受女兒罹患憂鬱症的事實。當然，我不過出入精神病房三週的時間，對於精神疾病的認識不可能馬上產生大幅度的變化或高見，但這好像是我可以逐漸放下心中偏見的契機，不再認為精神疾病是備受尊崇、眾人視為榜樣的名人才會罹患的疾病，認知到憂鬱症可能會發生在與我並無不同的鄰居、朋友身上，真正將這個疾病當成「常見的感冒」，**就像感冒不該有烙印一樣，憂鬱症也只是需要治療的疾病而已。**

6 出院，再次回到家

住院第三週時，原先對於「自我隔離」生活毫無不滿的瑞玄開始有點待不住了，尤其是可以一起去KTV唱歌的兩位朋友相繼出院後，看得出來她跟媽媽在一起的時間並不是很好過。也是可以理解的，醫院裡雖然有電影、書、他人的八卦，但即使時時刻刻都在聊天，也無法一直充滿樂趣，桌球和西洋棋也因為無聊，漸漸不玩了，一天四個小時，在限定的空間中能做的事情確實有限。一直以來，我緊抓著生死這個龐大的問題，到頭來覺得平平淡淡的其實就很好。

住院住了半個月左右時，醫師建議可以外宿一晚，預先體驗環境變化，也可以觀察瑞玄適應的情況，在這二十四小時的外宿時間裡，瑞玄先到學校繳交診斷書，接下來就和我一起到無人的電影院看電影。天氣漸漸變熱，但瑞玄堅持要穿長袖，看來是在意纏在手腕到手肘間的繃帶。穿著患者服時沒發現，等瑞玄換上平常的衣服後，我才發現她掉了六公斤，我憂慮著女兒真的能好好走路嗎？可是女兒卻快樂得好像飛上天。

近一個月的住院生活結束，出院的那天，我們再次與主治醫師見面，醫師說瑞玄現在已經沒有明顯的躁症，所以最終確診名不是雙相情緒障礙症，而是憂鬱症，並告訴我們往後該以何種態度面對憂鬱症。

「必須好好觀察瑞玄回到學校、結束諮商、停用藥物之後，是否也可以保持平穩狀態，目前我們無法得知憂鬱症的全部成因，但基本上透過藥物治療可以維持安穩的狀態。」

醫師說憂鬱症是隨時可能復發的無免疫疾病，特別強調絕對不能草率地停藥，瑞玄與主治醫師約定兩週一次、與住院醫師約定一週一次的見面時間後，走出醫院大門。一想到要離開醫院，從這個不論是醫療團隊還是其他患者，全都和自己站在同一邊的環境返家時，總有一種要踏入孤立樂園的心情。

顧慮到瑞玄可能不想出院就馬上回家，再加上想做為出院的紀念，我們到瑞玄最喜歡的中國餐廳吃飯。在醫院裡一提到吃就極度厭惡的瑞玄，不知為何點了麻辣鍋、糖醋雞肉、白飯，還大聲說要統統吃完，我遞上一道散發出酸甜苦辣以及人生這一味，總共五味的北京辣乾豆腐給女兒，然後好像下訂單一樣說出內心的願望：

「瑞玄啊，吃了這道菜後，我們就不要再回去醫院那種地方了吧！」

長期住在外面的瑞玄，如今回到這個跟家人一同居住的空間，不知道心情會如何呢？雖然有事先詢問且取得瑞玄的同意，但就算瑞玄不同意，我也會想盡辦法將瑞玄帶回家。

出院後再次仔細閱讀瑞玄的診斷書，憂鬱症不會獨自找上門，除了原因不明的缺鐵性貧血、焦慮狀態（F411），還有三四種疾病像伏兵般潛伏著。

真想用吸塵器將女兒那些頭痛的問題統統一掃而空，憂鬱症就是如此的惡劣，從何時開始、到何時結束都處於「一片黑暗」的疾病，就連專家也難以斷言何時能痊癒，本人也難以主張「終結」之日。面對不知何時能結束的女兒的「病假」，我一半不安、一半焦急，只能背水一戰。那一天的我需要一匙催眠藥，告訴自己一切都會好起來。

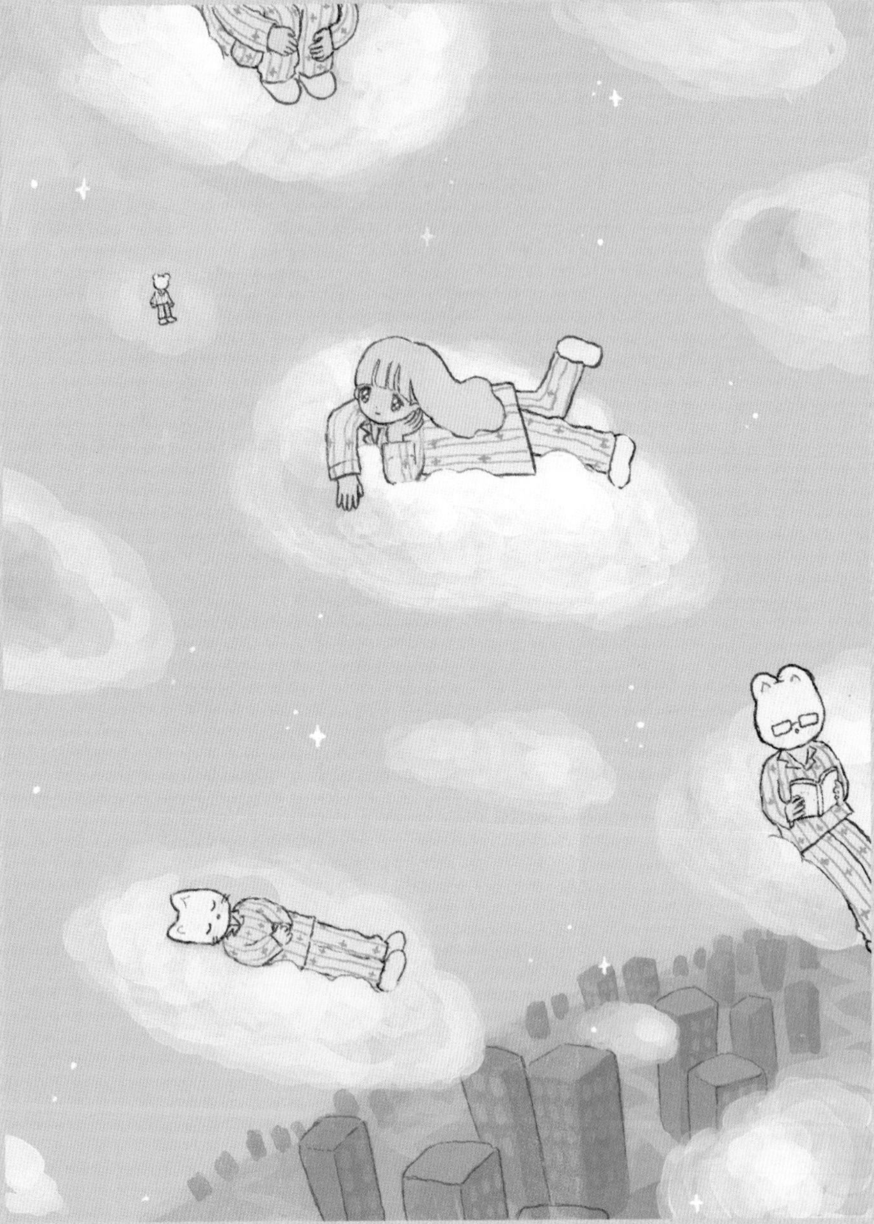

瑞玄的心裡話

在醫院的那些日子，
好像掉在一個離地球很遠的地方，
躲起來的感覺。
好像什麼事情都沒發生過，心情平和。

跟像我一樣不舒服的人待在同一個地方很好，
如果可以，我想要遠離學校、遠離家，
還有遠離人群，
遠一點、再遠一點。

第 2 章

許久前的未來與女兒的足跡

如果不斷撥弄、解開記憶的線團，

是否就能找出線索，關於瑞玄的這些事，

究竟是從何時開始、為什麼開始呢？

7 對焦慮相當敏感的孩子

二十四歲的瑞玄幸福與否不是他人可以定義的，不！就算是問她本人「瑞玄，你幸福嗎？」她大致上也是會說「每個時候都不太一樣」。

但身為媽媽的我想說的是，瑞玄的人生始於平均以上的生活環境，首先是她健康地出生，加上身為兩邊家族的第一個孩子，理所當然地擁有祖父母的疼愛，父母更是提供衣食無缺的環境——當然，這是我主觀的意見——總之不是生在需要以不屈不撓的意志，克服命運的悲慘環境。

若要說是環境的問題，我會想到「與媽媽的各種摩擦所衍生的問題」，因為有某種「摩擦」，所以「衍生」許多問題，但要探究這些事情並不簡單。當然可

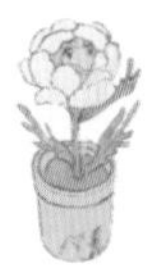

以說這是世上許多媽媽與女兒的必經之路，心裡會比較好受，但這樣「刺痛」的記憶真的有點多。

瑞玄的性格沒有特別好強或是與眾不同，只不過我在養育老二、老三時才明白，瑞玄是個對焦慮相當敏感的孩子。瑞玄從嬰兒時期開始，就展現出對於物品的強烈依賴，不論是育兒必需品安撫奶嘴，還是特定的毛毯、紅色老舊毛衣，只要沒有這些物品就不肯出門或不肯睡覺，維持了相當長的時期。結果，不能洗的毛衣——洗了會有鬼哭神號——讓她臉上出現花花綠綠的疹子，最後好不容易才脫離「摯愛物品」的行列。

原本就很容易不安的瑞玄，突然要與主要照顧者分開時，就越容易進階成「分離焦慮症」。我在瑞玄出生前一個月離職，生下瑞玄後就馬上回歸職場，接著在生下老二前幾個月離職，生完老二後不久又回歸職場，不停反覆著辭職、重返職場的情況。

養育小孩的環境是全職家庭主婦比較好，還是職業婦女比較好？探究這件事情，是場無用且消耗的論戰。但是媽媽的行為沒有一致性，卻可能是造成女兒情緒混亂的原因。

老二出生時，瑞玄的焦慮感變得更強烈，雖然沒有明顯的退步行為，但對事物過於執著與一哭就停不下來的情況經常出現，直到上幼兒園之前，沒有一天是平靜的，有時是不滿意綁好的頭髮、有時是衣服髒了、有時是不滿意某個物品的位置，她會哭個不停，好幾天不願意出門。我還曾經因為厭煩幫她綁頭髮，而讓瑞玄剪很短很短的頭髮（不是一氣之下，而是帶去髮廊剪髮），可是現在只要看到當時的照片，就會覺得自己好像對年幼的女兒做了不該做的事情，瞬間心情就變得沉重。

此外，瑞玄的成長過程中，每次因為不同原因而出現焦慮症狀時，總是會讓我驚慌失措。有段時間，我甚至每晚都會聽到家裡出現奇怪的聲音，可能是因為照顧三個磨人精讓我感到疲憊，所以每晚我都會應瑞玄的要求，一一確認家中門窗是否有關好，然後也時常發脾氣。

曾經發生一件令人印象深刻的事情，當時瑞玄七歲、老二四歲、老么一歲，那天之所以讓我印象深刻，因為是老么出生之後，搭乘社區巴士太累，我開始自己開車不久後發生的事情。

當時我們住在偏郊地區，若想去家附近的麥當勞，就必須搭乘大約五六站的社區巴士。但因為麥當勞有個小遊樂區，可以讓老大、老二玩，是打發時間的最佳之選。

詳細情況已經不太記得了，只記得老么大便在尿布上，撕開尿布時，不小心沾到老二的衣服，當下我急著想要回家解決，所以快速地將三個孩子丟上車。當時開車技術還不是很好，整個人神經相當緊繃，那時瑞玄突然耍起脾氣、哭了起來，因為開車技術還不熟練，我無法用表情或是肢體動作給予警告，只能不斷提高言語威脅的層次，七歲的瑞玄則是以歇斯底里的大哭回應。在紅燈前停下車子的我忍無可忍，吐出了身為媽媽絕對不可以說的一句話：

「你，下車。」

一般的孩子這時會說「媽媽，我錯了」，但瑞玄就這樣開門下車，往車行方向的反方向跑，當下我慌了，不知道該把車子停在哪邊，就算在路肩避車道（當時根本不知道有這個東西）安全地停好車，也不太可能放下車內四歲與一歲的孩子去追瑞玄，情況相當為難。幸好我還是停好了車，死命地追上瑞玄，拉著滿臉淚水鼻涕的瑞玄回到車上。

如同照片般鮮明的情緒，至今只要想起那段回憶，我依然討厭當時的瑞玄。但回想起來也很羞愧，不知道自己為何這麼氣才七歲大的女兒，氣到無法控制情緒的地步，但當時真的就是那樣。

過了很長一段時間之後，我偶爾會站在當時瑞玄的立場思考，其實，當時七歲的瑞玄說小還真的很小，要她照顧比自己小的弟妹，而且不止一個，確實有點過頭了，當下的我應該是期待瑞玄可以成為能依靠的老大。然而，讓一個本來就是高敏感，再加上經常與媽媽分離而焦慮的孩子照顧弟妹們，確實是一項高強度的任務。站在瑞玄的立場，確實會有說不出口的委屈，所以「耍賴」與「反抗」

是七歲的她可以做出的反應。

最近我需要載媽媽去醫院，經常會路過當時瑞玄跑下車的那段路，每一次經過內心都「哐」地一聲瞬間低落。當時，若我不是冷酷地抓起瑞玄的手、將她拖回車上，而是安撫她、抱抱她的話，會如何呢？那樣做的話，年幼女兒內心的焦慮與不安，是否就能稍稍平靜一點呢？

如果當時就知道現在理解的這些事情，該有多好。但過去已經過去，追不回來了。

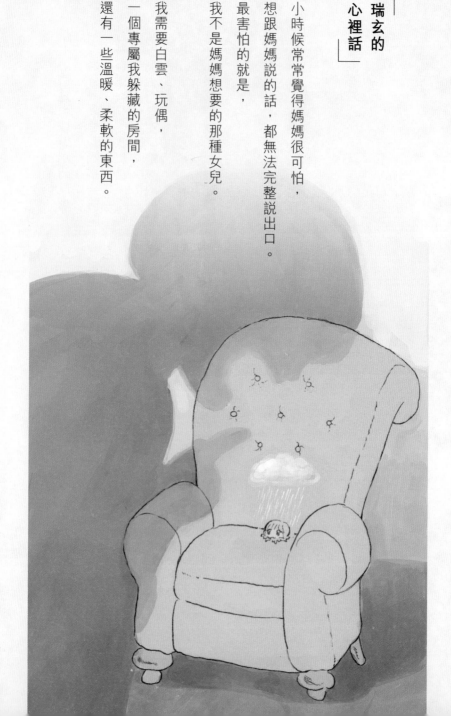

「瑞玄的心裡話」

小時候常常覺得媽媽很可怕，
想跟媽媽説的話，都無法完整説出口。
最害怕的就是，
我不是媽媽想要的那種女兒。

我需要白雲、玩偶，
一個專屬我躲藏的房間，
還有一些溫暖、柔軟的東西。

8 兩次霸凌與轉學

將心愛的孩子送去上學時，身為父母最擔心的是什麼呢？雖然安全、成績、朋友、老師等事情都令人擔心，但其中最可怕的就屬遭到霸凌，如果孩子只能一個人吃飯、一個人回家，甚至面臨沒有人一起進行團體活動的情況，真的會倍感孤立無援。

就我所知，瑞玄有過兩次被霸凌的經驗，第一次是在國小三年級時，離放暑假還很遙遠的學期初*發生的事情，瑞玄被同班同學戲稱為「病毒」。

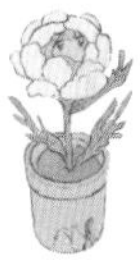

*韓國的學年從每年三月開始為第一學期，暑假過後的九月為第二學期。

我的第一反應是遲鈍地說著「咦？怎麼可能」，因為我經常聽到鄰居媽媽們說「聽說我們學校最漂亮的孩子是瑞玄」的話，當然我也不是全然相信，但這也沒什麼好害羞的，畢竟瑞玄書念得好、待人又有禮，所以我做夢也想不到會發生這種事情。

「為什麼是你？」的這個反應，忠實地呈現「霸凌，就是因為那個人活該」的扭曲刻板印象，我真的從各方面來看都是個不夠格的媽媽。

「病毒」事件後沒多久，瑞玄就開始不喜歡去學校，同班男同學持續將戲弄瑞玄的話上傳到班級網站，我直到那一刻才意識到事情的嚴重性。與瑞玄一起看班級網站中那些關於「如何迴避病毒的方法」時，我整個人被那些文字嚇到原地僵硬，完全無法置信。

校內網路暴力放在現今是嚴重的問題，但從現在回推到十五年前的那個時間點，很不幸地並不屬於嚴重的問題。我唯一能做的，就是打電話給問題男學生的媽媽，「懇切」地拜託對方，雖然對方承諾不再上傳批判文字到學校網站，但事情卻不如我預期。就在暑假快結束之際，班級網站出現了「瑞玄病毒回歸D-Day」的文字。

第二學期開學當天，我跟瑞玄說「如果覺得去學校很可怕，不去也沒關係」，但其實我沒有任何對策，當瑞玄被戲弄、被孤立之箭攻擊時，我無力為她擋下，只能著急跺腳。

最後，終於意識到問題嚴重性的班導，找出主導者、共謀者、參與者——幾乎是整個班級——教訓了一頓之後，對瑞玄的集體霸凌行為也逐漸平息。從五月開始，到十月過後才平息的這個傳染病，對於一個十歲的孩子而言，是一段難以承受的長期侮辱。

在那之後，瑞玄算是順利地度過國小時期，除了六年級時，有一次因為考試成績不佳而丟掉書包，消失了半天。當時我認為瑞玄進入了青春期，是「波濤洶湧的開端」。

上國中之後的瑞玄，正如波濤洶湧這個詞一樣，面臨相當快速且可怕的變化漩渦。事情從學期初很要好的朋友開始「爆發」，校外教學回來的那天，瑞玄躲在棉被裡久久不肯出來，我問瑞玄發生什麼事情，瑞玄說「跟朋友吵架了」，然後蓋上棉被，繼續瑟縮在裡頭。

從那天之後，瑞玄在學校都是一個人，學業成績也一落千丈，而我大聲責罵她的日子也越來越多。

一個人的校園生活確實相當空虛且難以適應，一個人度過的時間是很漫長無聊的，所以瑞玄開始跟沒有朋友、被孤立的同學S走在一起。班上同學的媽媽都說S是絕對不能做朋友的人，要我特別注意，但我也束手無策。況且，午餐時間有人可以一起吃飯、分組活動有人一同進行，會有什麼問題呢？但問題一旦發生，就真的是大問題。

S時不時就會找瑞玄一起研究些什麼東西，每次都會爆出大大小小的事件。有一次班導打電話來說「可能要請父母到學校一趟了」，原來是瑞玄跟S將美工刀片一格格拆下，插入班上女生的置物櫃，還附帶威脅字條，我完全無話可說，只能跟老師說這全部都是身為媽媽的我的不察，真心地跟老師道歉。

這件事過後，班上屬於瑞玄與S的空間就越來越狹窄，雪上加霜的是兩人間開始頻繁吵架。瑞玄有一天說「我再也不跟S玩了」，但隔天就帶著截然不同的樣貌晚歸，說「S幫我化妝跟修剪頭髮」。

老師再度打電話到家裡是第二學期剛開始不久，放學後S到辦公室找老師，說瑞玄隨便打她，雖然老師不相信S的話，但還是必須確認真相，所以請我帶著瑞玄一起到學校。

在學校已經跟S一陣廝殺過的瑞玄，聽到我的催促聲很生氣，同時給我看她身上的傷痕，瑞玄身上到處都是破皮和瘀青。

「S說不跟她玩的話，她不會放過我。媽媽，你知道她今天跟我說什麼髒話嗎？我想你聽了也聽不懂。」

真的，我聽到瑞玄轉述的那些髒話，也花了一段時間搞懂，那是我這一生聽過最離奇、最可怕，卻不超過二十個字的髒話，世界上真的沒有比這更過分的侮辱了。當下我決定搬家，兩個月後就執行搬家這件事情。轉學那天，老師跟我說「S是需要接受精神科治療的孩子」，我沒有回應。S追著收拾好物品的瑞玄跑出來，在我面前遞給瑞玄一張皺巴巴的字條。

瑞玄之後才將寫著「過去這段時間對不起，希望你轉學後一切都好」的字條拿給我看。

之後，瑞玄再次向我提及S的事情，是在住進精神病房的時候。

「媽媽，你記得S嗎？」

「當然。」

「她當時跟我說，如果不跟她玩，就要將我奇怪的照片拿給其他同學看。」

「那樣讓你很害怕嗎？」

「對，我那時覺得很可怕……媽媽……」

「說吧。」

「我當時，根本不知道發生了什麼事情。」

當自我意識尚未形成之前，遇上「某件」事情時，那件事可能會規範、改變往後的人生，有時也會出現扭曲的結果。對於遭受過集體排擠，也就是有過被霸凌經驗的孩子來說，就會難以適應學校，產生憂鬱、不安、焦慮，以及低自尊等負面情緒，因為憂鬱症而承受情緒問題的瑞玄，也與此無異。

瑞玄總是過度在乎他人對自己的想法，輕易地感受到自己與周遭人們之間的縫隙，而深感焦慮，我無法說明瑞玄這樣的個性是從何而起，但可以推測是來自於學生時代的負面經驗影響。**「霸凌」會讓某個人的人生像是被丟往無法痊癒的世界**，是件可怕又錯誤的行為。我無法相信當瑞玄處在彷彿沙漠的地方，一個人迷失方向時，身為媽媽的我居然沒能給予任何協助，對於在校園生活承受極大痛苦的女兒，為什麼我只能是個無能的媽媽呢？

9 在房間度過的歲月

「媽媽，我現在好像知道該如何和朋友們相處了。」

「如何相處呢？」

「無條件表現出善良。」

這真是彷彿要用手抓住浮雲般的虛無說法，我本來想回「你是想要成為親切的金子*嗎？」但沒有說出口，這足以顯示瑞玄離開了從出生開始住了十三年的地方，轉學到他處，她的內心有多麼不安。不過，可能是本人決定要表現出善良的緣故，轉到新學校後的瑞玄，沒有遇到霸凌問題，也沒有發生其他重大事件。

瑞玄雖然隸屬於一個團體，卻是與團體連結最弱的孩子，所以我也不曾聽瑞玄說

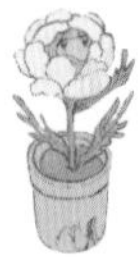

過有和她時時刻刻黏在一起、可以一同去廁所或合作社的好友。

若說瑞玄選擇的銅板正面是善良，那背面就是獨特、有個性，或許還混合了他人難以理解的本性。在學校這個組織裡，瑞玄逐漸成為只有銅板正面的孩子，難以與朋友分享、個人的興趣或喜歡的事物，就這樣隱藏在銅板背面。

舉例來說，瑞玄喜歡收藏日本漫畫、畫純愛漫畫，或是看特攝片（例如《金剛戰士》），這些興趣對任何人都是一級祕密，當我在不知情的朋友面前揭露她的興趣時，她就會以「我不知道你在說什麼」一句帶過。可是就像牛頓所說的一樣，所有作用力都存在著同樣大小、不同方向的反作用力，瑞玄從這時開始的反作用力，就是沉浸在相當新穎的興趣上。

有一天，瑞玄想要買一支某部漫畫主角持有的小刀，最後打聽到新堂洞某間

＊《親切的金子》為一部韓國心理驚悚片，於二〇〇五年上映。主角金子為一名重案犯，在獄中一直表現和藹可親的形象，因此被稱為「親切的金子」。

店裡有賣，買回來之後就好像在照顧古老的無價之寶般地照顧著。以此做為開端，她還買了看起來相當寒酸的限定版「運動服」、不知道是睡衣還是外衣的某角色的衣服，還有不斷購買紅、橙、黃、綠等不同顏色的假髮。瑞玄當時一個月的零用錢只有兩萬韓元左右，還記得當我聽到假髮一套就要七萬元以上時，有點驚訝，這可不是普通的事情，但我選擇輕輕帶過，因為我覺得瑞玄需要一個可以放鬆的地方。

然而有一晚，凌晨兩點多時，我突然驚醒走到客廳，發現瑞玄房間的燈是亮著的，敲了敲門，她卻回應說不要進來，我因為瑞玄回應時的慌張口吻而嚇得想馬上打開門，沒想到裡面有東西擋著打不開。都到這程度了，我不可能就此放著不管，於是半是傲氣、半是疑心地使勁打開房門。

那時，在瑞玄房間裡的那個孩子，穿著一身我不知道是在哪部漫畫登場的主角服飾，從頭到腳穿著不同的服裝、不一樣的臉蛋、不一樣的髮色，甚至連瞳孔顏色也不一樣，我花了一段時間才意識到這孩子是我女兒。

「出去！」

瑞玄用夾雜著羞恥與憤怒的聲音喊出這兩個字，可是我並沒有安靜地退出房間，反而脫口說出「媽媽因為你有多麼心痛」、「你的未來會有多麼黑暗」之類的尖銳訓誡，但瑞玄沒有任何反應，直到我罵完解氣後才走出房間。父母經常在孩子不認真念書、分心做其他事情時，會罵孩子：「你這樣以後是想做什麼？」那時的我看著瑞玄，就是這樣的心情。

也不是購物中毒，但成天買的都是《守護甜心！》、《海賊王》、《週刊少年Jump》等漫畫的瑞玄，讓我相當心寒。我也沒有隱藏對瑞玄的失望情緒，將自己之所以頭痛的原因都歸咎在「不知道該成為什麼人」的女兒身上。

瑞玄就這樣以她自己的方式迴避著無法溝通的媽媽，逐漸地走入專屬她的陰暗世界，從蒐集漫畫開始，延伸至各種公仔、假髮、海報、照片等，毫不厭倦。

每當考試時，就是媽媽與女兒動不動爭吵的時候，每次爭吵過後，瑞玄就會奪門而出，直到地鐵末班車時間都沒回家，或是把手機關機，讓我從生氣轉為擔心，遲遲未歸的女兒也讓我在大街上徘徊的日子越來越多。

這時的瑞玄，完全不在意作業、考試、成績，國三時期的成績也沒有再下降了，從書包拿出來的考卷上，孤零零的漫畫主角畫像取代了正確答案。

瑞玄在「展現給他人看的樣貌」與「自己想要的樣貌」之間，有著某種巨大的鴻溝，她將自己的個性區分為銅板正面與背面，就像《化身博士》（*Strange Case of Dr Jekyll and Mr Hyde*）一樣承受著巨大痛苦。原本應該將「兩面的自己」整合，才能擁有健康的自我，但對於任何人來說都很理所當然的事情，對瑞玄來說卻不是一件簡單的事情。

為了打造出一個能夠好好躲藏、專屬於自己的房間，瑞玄「散盡財產、耗盡成績、與媽媽大打出手」，直到高三時才走出那個世界。但瑞玄在她專屬的房間度過的那段歲月，不僅僅是留在回憶中，在瑞玄的繪畫世界裡，也經常出現戴著形形色色假髮與穿著五顏六色衣服的「不良公主」，給人一種好像在哪邊見過的熟悉感。現實與非現實的世界，在瑞玄的畫作中總是能巧妙地結合，就像豆莢中的豆子一樣。

應該是去年吧，瑞玄終於宣布可以將她長久以來視為珍寶的漫畫書收藏，以及抽屜裡擺滿的假髮、公仔、飾品全部丟掉，還說如果覺得可惜，拿去二手拍賣或許可以換點錢，但我當作沒聽到似地，全部都丟掉了。或許我並非擔心這些紅橙黃綠的假髮會被誰買去、讓某人的媽媽擔心，而是因為我希望這些物品成為某段時光的模糊回憶。

「瑞玄的心裡話」

覺得很對不起、很恐懼，
我沒有依照媽媽的付出，好好地長大。
可是，我討厭凌晨兩點打開我房門的媽媽、
討厭將我的失敗與成功視為自己的失敗與成功，
擁有這種想法的媽媽。

媽媽和我之間缺乏的不是愛，
而是沒有好好劃出適當的界線。
不知道到哪邊是媽媽、到哪邊是我，
與其一同融化，我們應該要劃出那條線，
為了尊重彼此的人生。

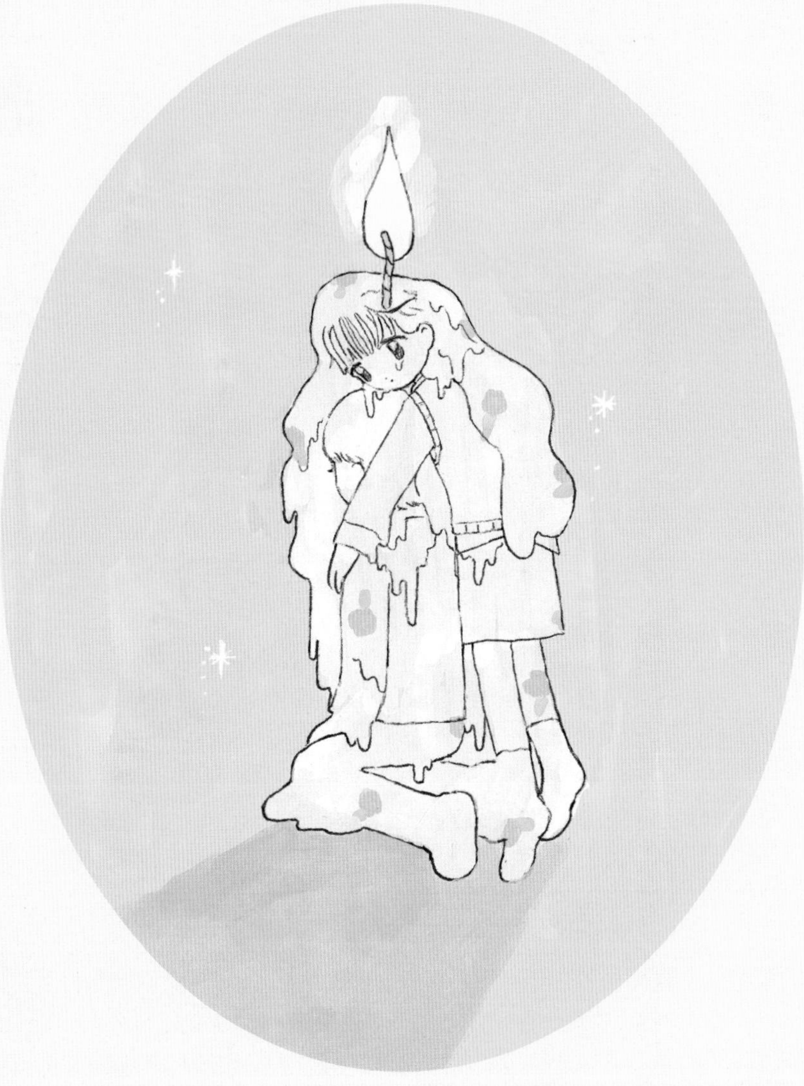

10 那些事情沒有停止過

國中一年級的冬天，剛轉學的時候，瑞玄設定了考進全校一百名內的目標，但直到國中畢業為止，連接近一百名都沒有做到。對於念書，瑞玄屢屢讓我陷入不信任的地獄之中，當她宣布要放棄數學時，更是如此。

那是國中二年級的事情，瑞玄固執地認為不念數學的話，就可以把心力集中在其他科目上，當然這在我聽來就是幼稚的藉口而已。我耐心地安撫她說只要不放棄數學，其他科目往後都可以補起來，但如果放棄數學，就會全數放棄。但她聽不進去，彷彿人生的不幸都是因為數學，那一股傲氣，讓我完全沒有方法可以阻止她。

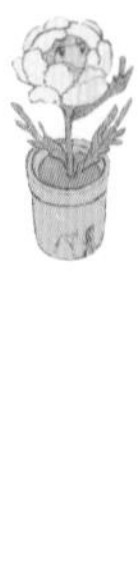

那個時期，瑞玄與這個世界之間蓋了一堵牆，頑固地躲在只有自己的世界，好不容易開啟了媽媽與女兒的對話，也很容易因為其中一個人丟出一顆炸彈，讓衝突一觸即發。瑞玄決心放棄數學、挽救其他科目的B計畫當然也以失敗告終。

瑞玄自小喜歡看書，所以國文成績一直都很好，本人也相當有自信，每次考試總是認真地念國文。有一次她國文測驗考了一百分，讓我跟先生都陷入「瑞玄振作起來了」的興奮情緒中。然而，在期中考跟期末考都獲得好成績，不代表國文等級評分也可以取得高分，這樣的期待是不切實際的。我實在難以相信在滿分四十分的課業評價中，瑞玄居然得到了接近谷底的分數，更不用說數學成績了，就是個漂亮乾脆的零分。

國中三年級時，瑞玄被學校老師評定為「不會念書的孩子」，對於未來的夢想與希望，都因為成績而面臨泡沫化。所以瑞玄不再將刀片放在同學的置物櫃，轉而將刀揮向自己，開始做出傻事。

瑞玄自幼視力就不好，年紀很小就戴上眼鏡，鏡片即使經過四次的壓縮，依然會讓人頭暈，所以瑞玄很排斥戴眼鏡。加上已經是會在意外貌的年紀，所以經常不顧我再三囑咐「在學校絕對不要拿下眼鏡」，每次走出家門就馬上拿下眼鏡。眼科醫師也警告瑞玄「這樣才能看見棒球飛向自己」，但瑞玄依然是左耳進、右耳出。就連比較不傷害眼睛的硬式隱形眼鏡也經常不翼而飛，之後改用拋棄式隱形眼鏡，但走入彩色隱形眼鏡世界的瑞玄依然持續忘東忘西。

結果，因為反覆的角膜炎而引發了角膜潰瘍，醫師嚴重警告再這樣下去會失去視力，但瑞玄依舊無視警告，總是戴著彩色隱形眼鏡，像在風中開心飛行。為了將更好的自己展現給他人看，甚至願意踩著烈火的瑞玄，真不知道是從哪個星球來的孩子。

國三的學期初，我到校與班導面談，班導看著瑞玄的學校生活紀錄簿好長一段時間，說出「進入一般高中應該是沒有問題」時，我反而是衝擊大過安慰，我一直擔心她是否會因為成績差的關係，而只能選擇就讀家附近的高中。不過認真思考後發現，瑞玄帶著半盲的雙眼、到學校就睡覺、午餐時間起身化妝、戴上彩色隱形眼鏡、下課後到處遊蕩然後回家，過著這樣的生活，成績不好也是理所當然的。

瑞玄就這樣心不在焉地走過國中三年，但高中不能再這樣下去，生活應該要有所改變才行，此時我突然想到一件事情。

「不一定要念一般高中吧？」

瑞玄從國小開始就很喜歡畫畫，學校考試時，她經常不是解題回應問題，而是在考卷上畫畫，所以應該可以去念藝術高中，至少可以免除在大學入學考試這個金字塔的最底部辛苦掙扎三年，承受太多苦痛。不如就讓瑞玄接觸她喜歡的繪畫，盡情畫個夠。

不過我的想法一半是對的、一半錯了，我不知道所謂的幸福是不是決定於成績排名，但學校確實要依據成績排名，仔細確認特殊高中、職業高中、重點高中、地區重點高中之後發現，以瑞玄的成績幾乎沒得選。想想也是，從學校立場來看，當然會想選成績好又會畫畫的學生，瑞玄在準備入學考試時經常聽到的話也是「成績決定學校、專長決定上榜與否」。即便如此，對於繪畫的熱情與潛力就是無法贏過現實這一點，確實令人相當挫折，書念不好的孩子所能站立的位置，就是金字塔最底端、列車的最後一節。

瑞玄明知自己的成績基本上無法進入藝術高中，仍毫不猶豫地搭上藝高入學考試的末班車。國三那年暑假，從早上九點到晚上十點，幾乎是住在美術補習班裡，這可能也是她生平第一次沒有遲到、沒有缺席的補習班。

雖然瑞玄很努力，結果依然是慘遭滑鐵盧，就算已經選擇在校成績占比較低的學校，還是落榜了。不過再想想，就算考上了也不可能搬家過去，所以往好處想是有點幸好，但確認結果的瑞玄用棉被包裹全身，許久都不肯脫離棉被。

藝高落榜後，瑞玄一直深陷在失敗、放棄、死心與憂鬱的日子裡，但畫畫的手卻沒有停止過。雖然挑戰藝術高中失敗，**如果說找到想做的事情也是一項收穫，確實在這一刻是一個重大收穫。**

11 我不想要成為一流

成為高中生的瑞玄，與我的相處依然徘徊在冷熱之間。我認為瑞玄的行為脫離日常，必須極力規範糾正，而瑞玄則是不屈不撓地想證明媽媽的高壓反而毀了她。我倆就以這樣的狀態維持到瑞玄高二，因為已經沒有時間再玩高壓與反抗的比賽，所以我們默默地達成某項協議，畢竟大學入學考試已迫在眉睫。

目標並不是說一定要考上什麼大學，只是瑞玄除了畫畫沒有其他興趣與才能，我確實很擔心她最後可能什麼地方都去不了，而瑞玄也有相同感受。

瑞玄與我擬定了幾個比較現實的計畫，首先是數學已經沒救了，放棄，反正美術系不需要看數學成績，或是通常占的比重比較低。加上瑞玄也不是能承擔補

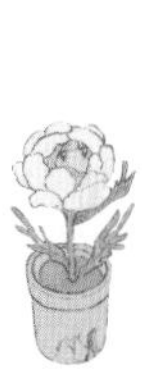

習班龐大作業量的孩子，所以僅能報名學生數少、較不嚴格的國文補習班，英文只能選一般的小家教班，因為她的英文程度已經跟不上補習班的進度。

當時那位家教班的英文老師是一位很特別的人，第一次見到瑞玄時就對瑞玄說：「你如果想成為一流的人，就必須跟一流的人相處才能生存。」想藉此賦予瑞玄認真念書的動機。

「**我沒有想成為一流的人。**」

對於突然說出自己想法的瑞玄，老師並沒有被嚇到，好像本來就預期會有這樣的回應。

「孩子啊，當你成為一流的人，再選擇要不要做那樣的事情；跟因為無法成為一流的人，僅能成為三流的人，這兩種情況是一樣的嗎？還是不一樣呢？總之，我們先來認真念書！好嗎？」

老師三兩下就進入正題，瑞玄也沒有再說什麼。仔細想想，瑞玄要到能夠真正理解與接納「不成為一流要成為什麼」的狀態，確實花費了往後的許多時間。

就這樣，瑞玄平日在美術補習班畫畫，週末就輪流去國文補習班與英文家教班，但明顯表現出對於不同科目的喜好，在美術補習班就可以上完四小時的課，每次英文家教班結束後總是灰心喪氣。最後，只好從家教班轉到補習班、又從一家補習班轉往另一家補習班，但不論是哪邊的老師，都說瑞玄不可能成為會念書的孩子，這是當然的，畢竟不是小學生，媽媽或老師也不可能代替她念書。

有時候，會看到媽媽們將孩子該念的書當成自己該念的書，並為此糾結不已。我認為，媽媽能代替孩子念書的時期，應該只有國小階段，國高中開始就是所謂的「自我主導學習」，若無法做到這一點，再好的老師、或是媽媽再囉唆都沒有用。不論是我生養的三個小孩，還是別人家的小孩都是如此。有句俗諺是「蹩腳的巫婆害死人*」，我是到後來才知道，只要看眼神，就能知道孩子是不

* 引申為能力不足的人做某件事，反而把事情搞砸。

是要念書了。不幸的是，養育瑞玄是我們第一次當父母，也只能在錯誤中嘗試。

「媽媽真的太執著於幫我念書，讓我很辛苦。上小學時我想要出去玩、喊累的時候，媽媽就會拿我跟其他家的小孩比，企圖堵住我的嘴巴。」

現在的瑞玄會說：「媽媽幫忙念書像話嗎？」這句話說得確實沒錯，但當時的我無論如何就是只能顧及眼前的事情。

來到填寫志願申請表的時刻，瑞玄必須為入學做出慎重的決定。韓國大學入學方式分為兩階段，第一階段推甄可以申請六個校系，第二階段考試申請可以申請三個校系，可視為有九次挑戰機會，若再加上獨立招生的韓國藝術綜合大學，總共就有十次機會。

跟世上所有事情一樣，大學入學考試也需要策略與戰術，美術系除了要看入學考試成績，還要看術科考試成績，我們不可能同時抓住兩隻兔子。簡單來說，如果在校表現與成績優異，就能敲開首爾大學、弘益大學、梨花女子大學等學校之門；若術科表現較佳，則可以努力朝慶熙大學、漢陽大學、科學技術大學等較注重術科的大學邁進。

然而成績「慘烈」、在校表現無解、術科也是二%不足的瑞玄，真的幾乎沒有她可以考慮的目標。最現實的方法就是挑戰一〇〇%術科考試的學校，但這也不是簡單的事情，錄取率一%，根本就是樂透等級。對於這樣也不行、那樣也不行的瑞玄來說，簡直是遇到了銅牆鐵壁。

正因如此，瑞玄整個暑假都泡在美術補習班中，完全放棄了第一階段推甄這條路，只能針對第二階段考試申請的A、B、C區間來建立策略。

距離大學入學考試還有兩個多月，瑞玄的英文模擬考分數低到了谷底，以這種成績根本不可能考上想要的大學，這時我只能要求瑞玄剩下這段時間去上家教或補習班。在高三的最後階段，瑞玄除了說好沒有別的方法，帶著半被騙、半放棄的心態開始打聽補習班。

最後的衝刺階段，也停下了美術補習班，開始追趕功課。冷靜地判斷局勢，就會知道如果瑞玄不加快速度追趕，也不可能選擇重考這條路，所以我好幾次提醒她既然不可能重考，只要這一次失敗就必須找尋其他可能性。就這樣，來到大學入學考試的當天。

第一次也是最後一次的大學入學考試，考完出來的瑞玄在車上不斷地核對答案，冷冽的天氣、凍僵的雙手掩不住緊張的情緒。無論多麼不在乎，對於考生來說，大學入學考試應該就是人生最大的難關。

核對答案的結果是奇蹟般的好，國文、英文兩科的分數都在高標，特別是英文成績，居然考到三年來每次模擬考都不曾出現過的分數，這樣的分數絕對可以挑戰她想要的三間學校，當然，還剩下術科考試這一座險惡的山。真不曉得瑞玄是運氣好、還是擁有我所不知道的「超能力」，如今想起來依舊覺得很撲朔迷離，就決定是兩者都有好了。

12 像是掉落夢遊仙境的愛麗絲

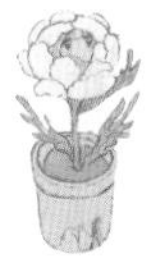

準備美術系的考生在大學入學考試後，會有兩個月左右的時間整理過去的作品集，考生們會將自己的處境比喻為「打開黑暗之門」，原本考完試是大玩特玩的時間，但要準備術科考試的考生卻要被綁在美術補習班裡。瑞玄也只有考完隔天休息一天，緊接著的聖誕節跟新年第一天都待在狹窄的補習班，從早上九點待到晚上十點，面對著畫紙度過一天天。

但這期間又發生了一件令人無語的事件，如果要選出瑞玄的眾多突發行為中最令我難以理解的部分，就是在快成功時就放棄的行為。明明繼續往前行就是決戰了，瑞玄在這一刻總是會毫無理由地放棄，問她為什麼，也無法給我一個明確的答案。

這次也是，突然間就說不想去美術補習班。地平線盡頭那忽暗忽明的合格之夢即將實現的瞬間，這到底是什麼晴天霹靂的決定？

瑞玄說不去美術補習班、要躲起來的那天，恰好就是大學入學考試成績公布的前一天，補習班老師說瑞玄該不會是因為焦慮、想逃避成績才說不去，但考試當天跟瑞玄一起確認過成績的我卻不這麼想。

瑞玄閃爍其詞地說是因為「沒有信心」，但曾經沒有信心的大學入學考試也順利完成了，這理由實在很強詞奪理，況且成績公布時，分數也確實如同之前預想的一樣。

瑞玄和我長久以來各自以「選擇」與「控制」做為武器，彷彿來回拉鋸的桌球比賽，瑞玄做出決定的瞬間，就好像為了對我示威般做出衝動的決定。選擇是對是錯是另一回事，但我不信任瑞玄的選擇，所以想要插手做決定，對於我的插手，瑞玄隨即會擺出尖銳的態度。這時，是非對錯已經不再重要，只剩下雙方的賭氣。

決定要停掉美術補習班的瑞玄，我無法原諒、也無法理解，四年多來，不！連同一個人默默畫畫的時間加起來，畫畫幾乎占了瑞玄一半的人生。居然要在考試前一個月放棄，明明考試就在眼前了，如果可以，我會用鐵鍊綁住她，把她送去補習班。而我也真的這麼做了，恩威並行地把她架到車上、送往補習班，這情況不止發生過一兩次。

但統統沒有用，瑞玄在補習班門口逃跑、中午用餐時間消失、怎樣都不肯畫畫……老師的耐心有限，最後打電話要求我去取回瑞玄的畫畫工具。我帶著抓住最後一根稻草的決心打聽其他補習班，但考試日期迫在眉睫，瑞玄又相當堅持，沒有一個補習班願意收這種心思飄浮不定的學生，就只有我獨自擔心受怕，瘋狂地到處奔忙。

那天之後，瑞玄待在家裡說她不去考術科考試，但好險瑞玄沒有放棄畫畫，她依然跟準備術科考試一樣，每天花上五個小時的時間，自行決定畫畫的主題。從結果看來，瑞玄應該是認為獨自一人沉溺在畫畫中，躲避老師與我的怒火是正確的選擇。激烈地認定「要拚個你死我活」的我，看著不發一語埋頭作畫的瑞玄，擔憂的心也逐漸放下。直到術科考試的前一天，美術補習班的老師傳來了一封很長的訊息。

訊息內包含了身為老師無法顧慮到脫隊的瑞玄，感到很惋惜，以及瑞玄作品的優缺點，並詳細告知術科考試的注意事項與準備物品。**養育一個孩子需要注入全心全意**，我好像懂了老師話中所隱藏的含義。

考試結果就如同本書開頭所述，一得知放榜時間比預定時間還早，我就偷偷地在瑞玄不知情的狀況下不斷按著電腦的F5鍵，自己都被自己心臟快速跳動的聲音嚇死，看到錄取的畫面跳出來後，開心不已。連補習班都不願意去、內心一片灰暗的瑞玄，也帶著許久未見的笑臉，幸福地尖叫著。原先擔心她踏出高中大門之後沒有地方可以去，這真的是太好了，現在瑞玄錄取了想念的學校，實在難以用言語形容此時的心情。

瑞玄好像總是沒什麼自信，是個相當徬徨的孩子，就算知道問題的解答也會放手的那種孩子。我認為，一直都像是掉落夢遊仙境的愛麗絲般的瑞玄，如今終於找到適合自己的事，我也深信瑞玄與我之間的戰爭可以劃下休止符。接觸大學這個廣闊世界的瑞玄，應該可以勇敢地大步向前邁進，也算是補償過往歲月的各種辛苦。但現在回想，那並非徬徨的結束、或是結束的開始。實際上，瑞玄的人生依舊充滿變數，此刻依舊會有許多荒謬的衝擊，又從遠處襲來。

13 媽媽，我不知道這裡是哪裡

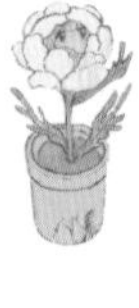

早上出門去學校的瑞玄傳來了一封訊息：「媽媽，我不知道這裡是哪裡。」這不是詐騙。我心想，從地鐵三號線轉乘環狀線去學校的瑞玄，在她成為大學新生快一個月的這個時刻，怎麼會不知道路呢？打電話過去沒接，過了一段時間才打回來，說因為肚子不太舒服而中途下車，之後想要再搭車，就不知道自己在哪裡了，還說現在人在合井站。奇怪的是，都已經是大學生了，還這麼不會變通。我對她說，不知道路的話就要問人，然後就掛了電話，又出於擔心用訊息問了她一下，結果收到「上車是上車了，但搭到反方向，所以再次下車」的回覆。

理應是要到達學校的時間了，這樣一來應該會遲到。一開始我還以為她是不是不想去學校才故意這樣，想說一次就算了，但沒想到相似的情況在快要淡忘的時候再次出現。

「媽媽，我在〇〇站，剛剛下車去上廁所，可是我好像把皮包放在那邊，不見了。」

「地鐵人很多，所以我就下車搭計程車，但路上好塞，可能會遲到？」

不知道是故意氣我還是怎樣，明明可以不用問的事情卻不斷傳訊息過來，我從一早就開始擔心的日子越來越多，原本想說上了大學就會好一點，結果那段日子反而走得更為踉蹌。當時是大一的學期初，到了五月左右，早上叫她時，她也越來越常乾脆不起床，好不容易讓她走出家門，服裝和眼神都是亂七八糟的狀態。瑞玄沒有一次打開房門走出來的時候，是打扮得漂漂亮亮、戴上彩色隱形眼鏡，反而是睡眼惺忪地出門的日子越來越多，一看就知道根本沒有去學校，只是計算好下課時間、回到家裡而已，這是我身為媽媽的直覺，也不難發現有哪幾天她是在家附近的三溫暖消磨時間。

不久後，我跟瑞玄大吵一架，鴻溝越來越深的時候，我曾說：「我們要一起去精神科接受諮商才行。」其實那當下應該真的要去醫院才對，然而當時我只覺得獨自度過無數個清醒夜晚的高中生瑞玄還比較健康。

這個時期，若在凌晨時分打開瑞玄的房門，常會看到她雙眼發楞、無力地呆坐在書桌前。之前我會問先生：「瑞玄看起來不會很奇怪嗎？」總是安撫我的先生嘴裡雖然說著：「孩子不都是這樣嗎？我在她那個年紀時也都這樣。」卻也開始覺得有點不對勁。

二〇一六年六月的某一天，我跟瑞玄一起去家附近的精神科，兩人分別與醫師談了很長一段時間，帶回一份厚重的問卷調查。瑞玄說：「媽媽，我是不是ADHD（注意力不足過動症）啊？」但診斷名稱是憂鬱症跟恐慌症，憂鬱症某程度可以預想得到，但我對恐慌症相當陌生。原來地鐵搭到一半下車、總是丟失什麼、喪失方向感、找不到來時路，都是因為恐慌症的緣故。

恐慌症是指在沒有明顯根據或明顯理由的情況下，突然陷入極度恐懼與焦慮的狀態，並且會反覆發作。罹患恐慌症的人當中，約三成到七成有過憂鬱症經驗，兩種疾病關聯性極高，可說是到達併發症的程度。根據心理評估報告，瑞玄處於「相當敏感，細微的刺激都會引起緊張、焦慮，且有慢性憂鬱」的情況。

如果在當時就治療成功，三年後會不會就不需要面對瑞玄「決心要死」的事情呢？我沒有答案，但從結果看來，那年的治療是失敗的。後面也會提及，首先是瑞玄跟諮商老師合不來，不！應該是說在還沒有累積信任與信賴之前，就頻頻更換諮商老師；或是瑞玄經常出現抗拒的反應，導致諮商中斷，這也會讓藥物治療在快要產生效果之前，就不了了之。

若本人沒有想好起來的意志，治療也會很困難，每一次瑞玄都會忘記跟醫師約好的諮商時間、或是預定的吃藥時間，說她優柔寡斷也好，事實上也是因為憂鬱症會粉碎「意志」的關係。最終，瑞玄在成為大學生的第一年裡，總是徘徊在學校與醫院大門外，那就是所謂的憂鬱症，我以為當瑞玄二十歲、成為大學生後就會沒事，卻根本不是那樣。

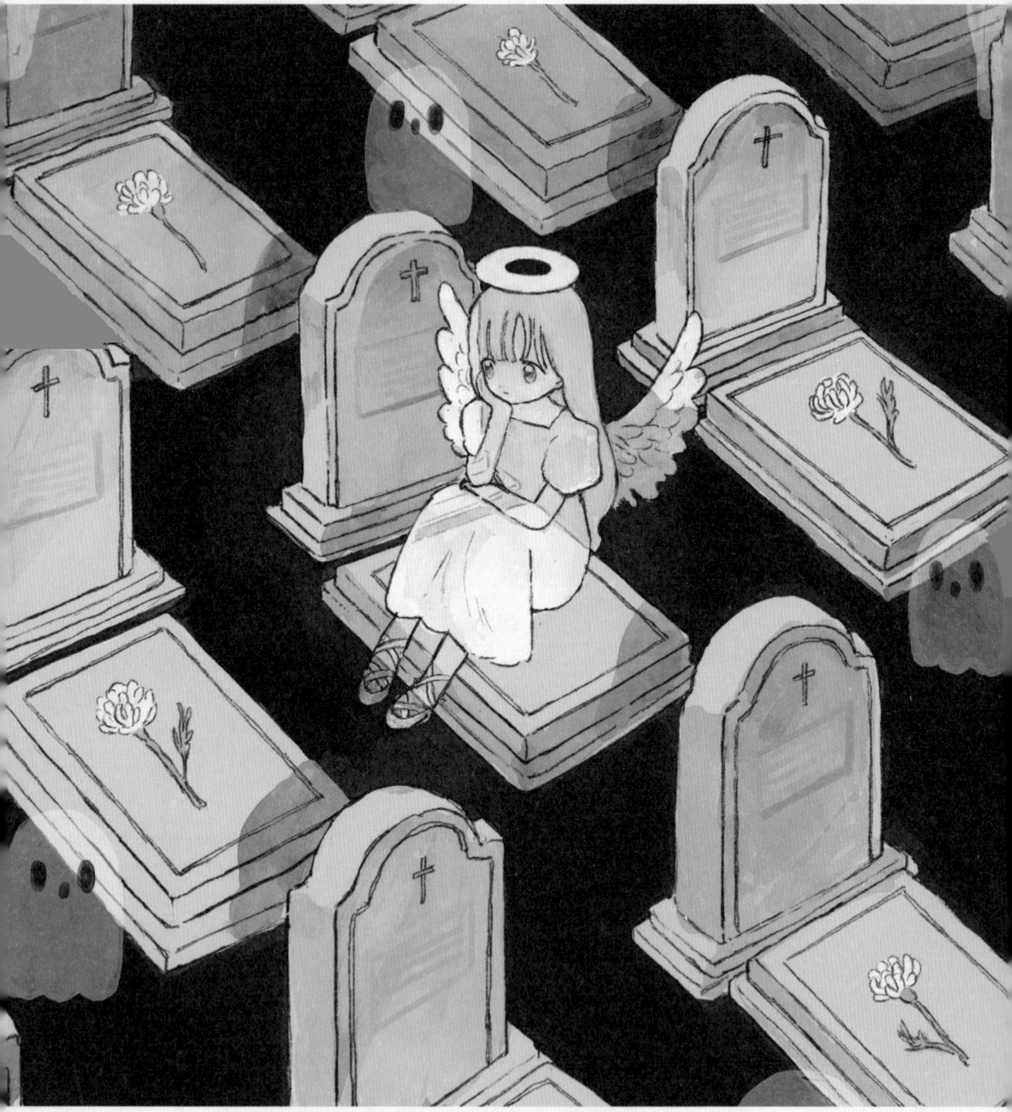

「瑞玄的心裡話」

有一段時間，死亡的恐懼一直跟著我，
只要在地鐵、公車、計程車上，
就覺得心跳加速、很害怕，
不快點下車就會死掉的感覺。

不論到何處，都覺得死亡不斷追著我，
我需要有一個逃亡的地方。

14 我每天都好失敗，對不起

「我就是不喜歡去學校，雖然想上大學，但不知道念大學要做什麼。還有國高中時媽媽太過於壓迫，上了大學，我想要依照自己的想法去過。」

現在的瑞玄，講到這些都會笑，不是因為日夜顛倒而無法去上學，而是因為不想去上學才日夜顛倒，當然這些話都難以相信，但瑞玄討厭學校、也討厭念書，大一的整個學年很乾脆地沒有拿到半個學分。

不知道是不是偶然，幾個瑞玄比較親近的同學都在學校附近租屋，瑞玄也決定要在學校附近租個房間、好好用功念書。我沒有理由拒絕，畢竟從家裡到學校幾乎要花費兩個小時，加上瑞玄有恐慌症，難以天天都搭地鐵上下學。

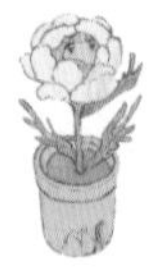

再者，也必須考慮我跟瑞玄的關係，不能「呼來喚去」地干涉已經是大人的女兒，我也不想這樣做，但每每看到瑞玄總是想要叨念幾句，也有好幾次發生衝突時，內心「轟隆」一聲瞬間碎裂、氣力全失，陷入「矛與盾」的痛苦中。為了讓我們之間休戰，暫時分開住也是一種方式，所以我只有默默地同意。

我們一起去看房子，選購床、鍋子、碗盤時的情況都很好。但瑞玄的租屋生活並不如預期順利，改變二十年來的生活習慣算是揚起塵埃的小事，但沒有好好治療的憂鬱症卻能造成暴風雨，加上與同學之間相處不睦，讓瑞玄好像帶著灰暗旋風般遠離我身邊。記得我第一次發現她刺青那天，我們在街上大吵：

「什麼？在胸口刺青？」

一直以來都追求「普通」的瑞玄，居然做出超出我預料的行為。

「這是我的身體，我當然有權利決定，一輩子都除不掉也沒關係，不！就是除不掉才好！」

我問：「之後還要刺嗎？」她回答：「不是現在，不過總有一天會。」還說這是她想做的事，就算後悔也會帶著這個刺青繼續走下去，然後就閉上嘴、不再說話。在那之後，瑞玄也不斷做出令我心痛的事情。

有一天，她淩晨兩點多傳來訊息：「好憂鬱。」只傳了這幾個字！接著就不看訊息、不接電話。因為擔心，我隔天馬上到女兒的租屋處想要找她吃飯，一眼就能瞧見那企圖用長袖遮住的手腕割傷，直到女兒的情緒平復為止，我依然不敢輕易地離去。

小小的心理戰很容易變成爭吵，最後瑞玄就會發來一連串冷酷的訊息：「都不要找我，當成沒有我這個孩子！這樣對我們都好。」

也有一天，沒發生什麼事情，當我正開心地要傳訊息給她時，突然顯示「查無此人，該用戶不存在」的訊息，原來是把電話號碼換了。又不是要「重新設定」與別人的關係，怎麼可以隨意就更換電話號碼，隱形起來呢？我真的不懂。

還有一次，我不知為何突然感到很焦慮，想見見很久沒接電話、沒傳訊息的女兒，所以臨時來到女兒的住處，發現本應在上課的瑞玄居然呆坐在房間裡，看來要繼續上學是不可能的了。極度焦慮的瑞玄，在休學申請截止日的前兩天決定休學。因為瑞玄要求獨處，我只好先回家，在回家路上卻收到瑞玄的訊息：

「媽媽，我每天都好失敗，對不起。」

淚水讓我無法繼續開車，在附近找個地方停下車，回覆她：

「沒關係，人生原本就是不斷地失敗。」

幾天後，我跟瑞玄一同到春川旅行兩天一夜，我們選了一間相當不起眼的湖畔民宿。瑞玄在睡著前反覆說著同樣的話：

「沒有令人擔心的事情真好，床好軟，好喜歡，如果在這種地方睡覺，好像就不會做噩夢了。」

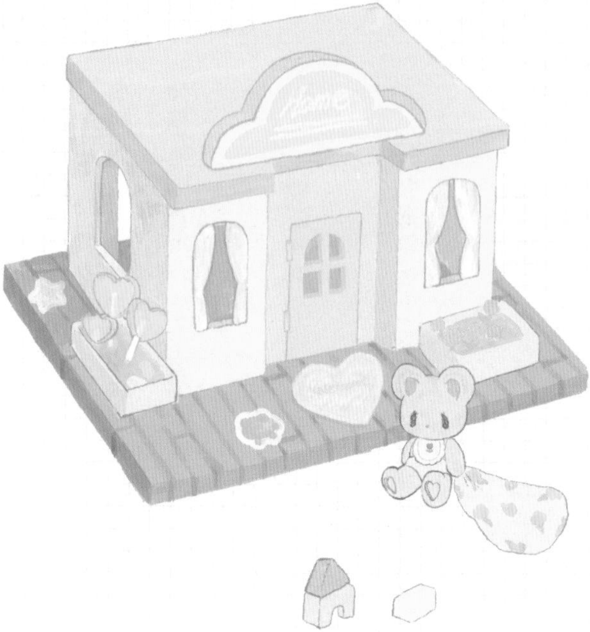

瑞玄的心裡話

是因為小時候的事情才造就今日的我嗎？
不知道從何時開始，我就是個只會失敗的人。
好害怕人們因為我總是失敗，而對我失望，
希望沒有人認識我，卻也希望有人愛我。

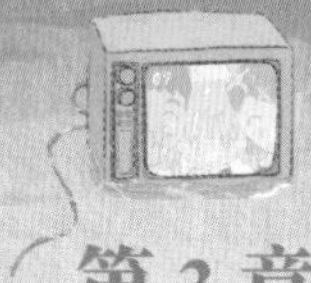

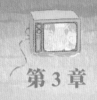

第3章

分開和同行的方法

「媽媽，我每天都好失敗，對不起。」

「就算你每天都失敗，我也會陪著你。」

15 腦補與心理操縱

瑞玄從醫院返家後，雖然我有一定程度的心理準備，但跟她相處的每一天，依舊不簡單。因為看得到人，所以沒那麼擔心了，能說是心裡有了安全感嗎？但怎麼說呢，隨著生活節奏上的改變，我們之間也明顯變得有點尷尬。

我是全職家庭主婦，家裡有三個小孩跟一隻狗，當先生和小孩出門上班、上學之後，就是我可以放鬆的時間，孩子去上學等於媽媽的放假。可是當瑞玄回到家裡之後，我的放假就不見了。

只有我這樣嗎？瑞玄也因為環境改變而辛苦著，對於無法忍受懶惰與髒亂的媽媽，比誰都還敏感的瑞玄，需要更費力地打掃房間，但不論怎麼做都達不到媽

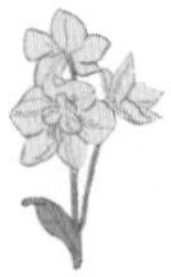

媽的標準，所以相當洩氣。我們對於三餐也沒有達成協議，瑞玄認為她是在進行食物療法，但看在我眼裡就是飲食障礙。每天早晚總是會量體重的瑞玄，就為了那幾百公克的體重差異，又哭又笑的，所以我忍不住開始嘮叨：

「減肥是弊病，你要愛你自己原本的樣貌，肌肉量增加、體重自然就會增加，體重每一季量一次就好……」然後瑞玄就會生氣地對不懂裝懂、事事干涉的媽媽說：

「那是媽媽你自己腦補的。」

「你說什麼？媽媽的腦怎樣？」

網路新造詞「腦補」，意指將自己相信或主張的事情視為正式且正確的事實。瑞玄激動地搖著頭說我的壞習慣之一是「煤氣燈操縱」（Gaslighting），意指運用巧妙的手段，操控對方的心理或情況，誘使人在精神上無力控制自己的行為，是心理學的專業術語。

總之，當瑞玄說她不知道為什麼怎麼睡都還是很想睡時，只要我說「那是因為你的身體正在恢復中」，她就會說我腦補；當瑞玄問「要看科幻電影？還是奇幻電影？」時，若我說「我兩個都喜歡，你上次不是看過類似的奇幻電影，還說不喜歡嗎？」她就會說我在心理操縱。

出院後不久，瑞玄與我好像知道不能再因為這類問題，而觸碰對方的界線，進而達成了某種協議。只是還是會小心翼翼、還是會緊張，最後就會出現緊繃到神經斷裂的情況，就發生在難得和爸爸三人一同去家附近的炸雞店吃飯時。

「不要每天洗頭，對頭皮不好」——明明不是什麼嚴重的話，卻讓瑞玄生氣地說媽媽每件事情都要腦補，那一瞬間感到自尊受挫的我，冷冷地回應「你就說說看是什麼事情腦補啊」，那是我們自瑞玄出院後的首次爭執。瑞玄帶著哭腔的聲音越來越大，突然發出「哐」一聲的聲響，瑞玄捶打了桌子後，就像風一樣地跑出去，點好的炸雞都還沒上桌呢。在瑞玄無禮地捶打桌子，引發旁人不悅之前，我就擔心可能會給人帶來不好的觀感，隨即推開椅子追了出去，最後在公園入口抓住瑞玄。

「我真的是……現在的我沒有半個朋友，可以陪在我身旁的只有媽媽，如果媽媽因為我而覺得很辛苦，想要我怎麼做的話……我的意思是，可以適當一點……不要這麼過頭……」

出院後一直想要維持平常心的瑞玄，就像壓力裝置故障般，瞬間情緒爆發。辯解著是為了女兒好，總是希望女兒往「正確的方向」修正的我，讓女兒難以承受；但另一方面，女兒又怕我就這樣遠離她。這一刻，我隱約感覺到承受多重痛苦的女兒不安焦慮的心情，**原來女兒跟媽媽都以各自的方式擔心著彼此**。

我想起了一件瑞玄讀國小低年級時發生的事情。鋼琴課的孩子們租借了演奏會場，要舉辦一個小小的音樂會，瑞玄跟老師一同選好曲目後，不斷地練習。我記得在音樂會前一週左右，我隨口跟途中更換過曲目的瑞玄說「我比較喜歡原本那一首」。沒想到瑞玄在音樂會當天，在比想像中還大的舞台、比預期還多的觀眾面前，右手彈著練習的歌曲、左手彈著「原本那一首」的伴奏，直到老師上台阻止，我都不知道發生什麼事情。之後聽了老師的說明我才知道，瑞玄的演奏如此不和諧的原因。

有時我會好奇，究竟我養育瑞玄的方式與瑞玄的憂鬱症有多大的關聯呢？很多時候我都會覺得，兩者間的因果關係或許比想像中還要複雜。在瑞玄先離開了的公園裡，我坐在鞦韆上，不論怎麼努力思考都沒有答案，好像也哭了許久。

「瑞玄的心裡話」

每每想到，自己好像不是媽媽想要的完美女兒，就會難過。總是想要配合媽媽，但都做不到。想到以後更沒辦法，就會更難過。我將自己泡在電視劇、漫畫或社群軟體中，因為在那些東西中，不論我是什麼樣貌，都沒有關係。

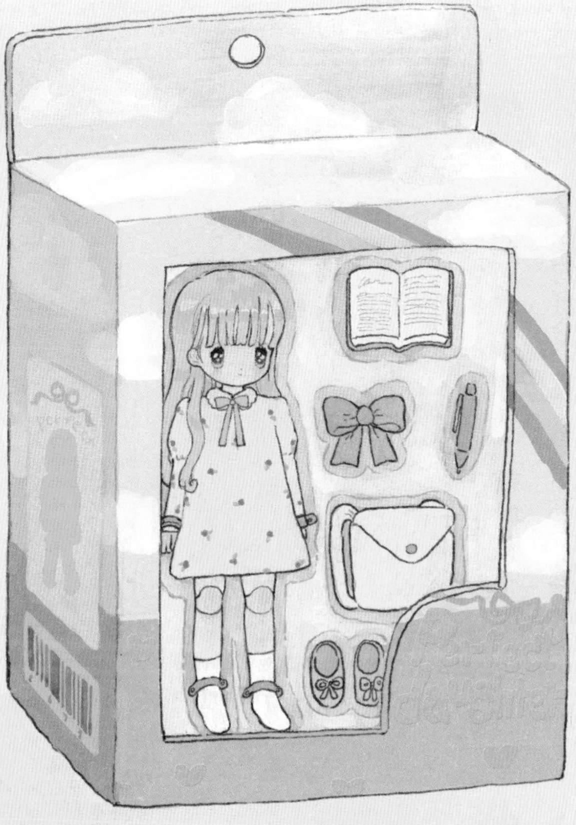

16 現在就是禮物

還記得《先別急著吃棉花糖》（*Don't Eat the Marshmallow... Yet!*）這本書嗎？居然已經是十五年前的書了，就算不知道整本書的內容（其實我就不知道），許多人也知道「棉花糖」在這本書中的含義。那是史丹佛大學的心理學者以孩子為對象的一個實驗，獨自一人在房間時，能夠忍住不吃棉花糖的話，之後就可以多獲得一個棉花糖；但如果馬上把棉花糖吃掉，就不能拿到多的棉花糖。十年後，忍住棉花糖誘惑、多獲得一個棉花糖的孩子，比那些馬上吃掉棉花糖的孩子更瘦、更會念書，也更成功。這世界上真的有各式各樣的實驗，更有趣的是，該書作者的理論隨著時間推移，又發展出更多樣的理論。

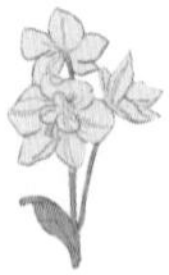

有人主張這是「飢餓的孩子跟不餓的孩子之間的差異」，我也這麼覺得。是啊，現在就是餓了，又能怎麼辦呢？也有假說指出在不幸的環境下長大的孩子，有些人會出現比較不信任他人的傾向，對於這個假說，我是覺得也不一定吧。假如讓在同一個環境下長大、感情很好的一對姐妹一同參加這場實驗，姐姐有可能吃掉棉花糖，妹妹也可能獲得兩個棉花糖吧？

棉花糖理論的詮釋有許多不同的變形，但也有不變的部分，那就是無論對於未來是否擁有幸福的藍圖，瑞玄都會在她想吃棉花糖時，吃掉棉花糖。十五年前第一次看那本書時，我是這樣想的，如今更加確信當時的想法。

對於用錢就能換到的「棉花糖」，瑞玄更是不會猶豫，她完全無法抵抗「衝動購物之神降臨」，其實我也是。但我的程度永遠追趕不上無法承擔後果、卻毫無防備的瑞玄，不知道瑞玄是大腦內哪個神經傳導系統有問題，還是具有凡事順其自然的傾向。

瑞玄的消費模式都差不多，也很簡單，有錢就花、沒有錢就不花，這會有什麼問題呢？在瑞玄大學入學之際，我把瑞玄的存摺跟印章都交給她，是從瑞玄出生後存下來的錢，大筆的是壓歲錢，小筆的是每一次家庭聚會時長輩們給的零用錢，以及各種不會裝在「信封」內的錢。因為我很了解瑞玄會如何對待棉花糖，所以我將其中三年到期的定存交給她。

累積了十九年的錢，花光卻只需要一年的時間，在有零用錢、又有零星打工的前提下，瑞玄的存摺餘額始終像無底洞般地乾枯。

瑞玄究竟是將錢花到哪裡去呢？詳細情況我不清楚。如果她狼吞虎嚥地將一大筆錢都用盡後，能從中領悟些什麼就好，問題是瑞玄並沒有從這個經驗中學到「半點」東西，總是不斷地出錯。每個月拿到零用錢的當天，錢消失的速度有如光速般快速，租屋生活開始時，經常出現好幾天沒有飯吃、餓肚子的情況；身上真的一毛錢都沒有的時候，只能用KakaoTalk送禮物給自己的方式，送便利商店的使用券給自己用，該說她很厲害嗎？不，是很難堪。

我捨不得那樣的瑞玄，所以經常會約她在學校附近一起吃飯、給她零用錢。

但那些錢當然也不會用在未來的瑞玄身上，因為過去已逝、未來還未知，對瑞玄來說一直都只有「現在」而已。

這種盲目的消費模式會造成多大的問題，其實顯而易見。有時她連回家的車錢、到影印店印作業的錢都沒有，甚至連生病去看醫生都沒辦法，經常需要我介入處理。

瑞玄住院時，我有了機會和醫師諮詢關於瑞玄的消費模式。

醫師說：「零用錢就按照跟瑞玄協議好的金額給她，最好不要再額外給。」還說給零用錢的時候，裝在信封裡、從皮包掏出來、轉帳給她，每個方式都有不同的意義。瑞玄出院後，我有跟瑞玄就這個問題真誠地聊過，明確地告訴她零用錢就是一個月給一次，不會再給她額外的錢，為了防止她過度消費，我提出了我的方案，再加上是醫師的建議，所以瑞玄也沒有說什麼。

不出所料，沒多久之後瑞玄的手機就被停掉，存摺餘額見底，還好沒有外出的需求，所以也不用擔心會餓死，卻也讓她看清了經濟上的窘迫。就連硬幣都很珍貴的辛酸滋味，比預想中還早到來。不過醫師說得對，經過幾個月的時間，瑞玄最終付清了遲繳費用。手上拿了新手機的瑞玄，臉上出現笑容。我以醫師的話做為理由，向瑞玄說：「對不起，不能幫你。」瑞玄則說：「媽媽沒有幫忙真好，好像自己真的是大人的感覺。」

最近，瑞玄在做美術家教老師，賺些零用錢。就如同發薪日那天股價會上漲一樣，宅配的數量也會直線攀升，最高紀錄一天曾有七件宅配同時送上門。我雖然還是會叨念，但又能怎樣，畢竟她是花自己賺的錢。

如果有人願意為了未來而忍住不吃棉花糖，那確實很了不起；但如果有人無關乎未來是否擁有，現在就吃掉棉花糖，也不是什麼不好的事情。畢竟未來有誰會知道呢？迅速就吃掉棉花糖的那個孩子，長大後也可能是一位令人驚豔的藝術家，不是嗎？

媽媽，看電影

《下妻物語》

瑞玄常常會推薦我「必看電影清單」，或許瑞玄是想藉由電影傳達她的想法，所以我也會努力地觀賞。《下妻物語》是瑞玄推薦清單中的第一部，第一次和她一起去電影院看時，我不知不覺就睡著了，結果捲入了「態度爭議」，所以第二次看的時候，我睜大了眼睛觀賞。說真的，這部電影實在是太有趣了，最有趣的部分就是各種「經典台詞」。

「女性不能讓他人看到淚水，因為會受到同情。」讓人莫名有同感的台詞。

「巨大的幸福出現在眼前時，人就會突然生病。掌握幸福比安於不幸，更需要勇氣。」真的，這句話讓我咀嚼良久。

「人是一個人，一個人出生、一個人思考、一個人死亡，若一個人無法過生活，那我不要當人，當水蚤也可以。」我一直在想水蚤是自己住嗎？想著想著，突然開始喜歡上主角桃子的成熟。

「每個人都有所謂的容量，桃子，你擁有不大卻堅強的容量，朝你的方向前進，你一定能找到那非你不可的工作。」這是每個人都想聽到的話，瑞玄若能聽到我這樣跟她說，一定會更有力量。

《下妻物語》這部電影，讓我多少理解了「不想成為一流的話，到底想成為什麼」的瑞玄。桃子讓我看見自己內心的堅強與成熟，提醒我走自己的路，做自己想做的事情，這樣活著就是所謂的幸福。幸好沒有成為水蚤。

17 試著停止自我厭惡

對於不斷徘徊在憂鬱症、雙相情緒障礙症、恐慌症、其他身心病等複雜範疇中的女兒來說，床外的世界很危險。每天睡醒，掀開棉被從床上爬起來，就有如人類登月般踏出偉大的一步，可以這麼說嗎？

因為晚上瑞玄會服用具有安眠藥成分的藥物，所以近來比較少這樣，但以前瑞玄經常睡到下午三點左右，不知道到底什麼時候去上廁所、也不知道醒來後為何能瞬間又鑽進棉被，但在我的強烈要求下，瑞玄會在下午四點吃第一餐。

她出院後只有偶爾和我去醫院或電影院而已，所以我跟像個蟬蛹般不出門的瑞玄提議，一起帶小狗索爾去散步，不知為何瑞玄順從地答應了。我們前往一山

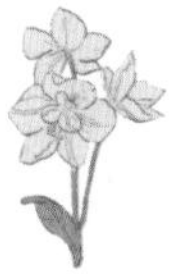

的中央公園，也是市民之肺的湖水公園——這是我個人的想法——從家裡出發雖然只需要經過一個地下道跟斑馬線即可到達，但帶著我們家那小小隻的索爾，卻不是個簡單的行程，要走完全程的話，大概也要兩小時左右。

拗不過我的要求，一同去了三四次的瑞玄連一次都沒有走完全程。第一次甚至是走過斑馬線、讓索爾吃了點零食後，就在水杉林蔭大道上停下腳步，嚷嚷她想回家的理由。

面對出發時眼神就充滿「想要回家」的瑞玄，我提議去看看有音樂的水舞秀，瑞玄懷疑地說有這種地方嗎？搬到一山將近十年，要說水舞秀的話，大概只會覺得是在拉斯維加斯才有。我鼓吹著疑心重重的瑞玄繼續走，算是成功了。水舞秀是在以湖水為中心的公園中間地點，瑞玄肯定不知道如果可以走到那邊，就非要走完全程不可。

終於到達水舞秀場地，瑞玄說要去買冰後就往賣場跑去，突然間，瑞玄叫了聲「媽～」。餘額不足，連兩千韓元的冰都無法結帳，真是尷尬，這次只能出手相助，總之瑞玄最後與我並肩坐在椅子上，吃著冰、看著水舞秀，隨著音樂與燈光，巨大水柱噴湧而出。沒有比這更美好的事情了，真的很想大喊「哈庫那馬他他*」。這是一個「沒有問題」的夏夜。

如果要認真探究，只是一天的時光，不！應該說只是短暫的一晚而已，度過了平凡的生活，就能感到如此快樂，不免有點誇張。但如果身旁有親密家人罹患憂鬱症、雙相情緒障礙症、邊緣型人格障礙、或其他精神疾病的話，就會知道長時間的和平真的不是一件理所當然的事情。

人活著如果不會生病該有多好，然而這個願望從最初就是不可能實現的。當

*原文Hakuna Matata，源於史瓦希利語，有「不用擔心」、「沒有問題」之意。一九九四年的動畫電影《獅子王》曾引用這個詞彙製作歌曲。

身體哪邊不舒服時，我們會吃止痛藥，不幸的是，當痛入骨髓的病痛發作時，不管是止痛藥還是什麼都沒有用，當疼痛好像暫時停下來了，不久後又會開始另一波難以忍受的痛苦……比起適量，只能更大量、更頻繁地吃止痛藥，相信許多人都曾有過這種經驗。但幸好這種痛還可以忍，遇到可以少吃一點止痛藥的時候，內心就能找回瞬間的平靜。聽說，難以忍受的痛苦會漸漸變成可以忍受的痛苦，而且當忍受的時間越長，對治療就更有幫助。

心的不舒服跟身體的不舒服一樣，我不敢說有心病的人都是這樣，單就我女兒的情況看來，瑞玄是個低自尊的孩子，容易因為對方無心的一句話而受傷。久違穿戴整齊地走出家門，在電梯裡看見比自己更漂亮的人，隨即就會自尊心受挫，甚至會想放棄出門（實際上也真的不肯出門）。就像人們常說的「玻璃心」，不知何時、不知何種情況，就會瞬間掉落憂鬱的深淵中。

是低自尊誘發憂鬱、還是重度憂鬱導致自尊低落，也許這兩者就在絕不認輸的愚蠢地獄遊戲中競爭也說不一定。唯一確定的是對瑞玄來說，凡事都取決於她是否下定決心，願意督促自己堅定意志或付出努力，就像跟軟骨動物說「立正！向前跑！」一樣，我付出了慘痛的代價，才透過經驗理解這件事。

將自己視為垃圾，就會覺得垃圾桶很安全，當慢性憂鬱成為日常，往後就會連脫離這情境的能力都消失。雖然某種程度看起來跟失智患者很像，但從旁觀者的立場，**憂鬱症患者對逐漸無助的自我感到自卑、絕望的模樣，真的超乎想像。**雖然每個情況的真實性可能有所不同，但我認為瑞玄為了停止厭惡自己，極端的做法就是嘗試自殺。

看著曾經那樣的瑞玄，有像今日這般平靜的樣子，感覺真好。平凡度過一天對我來說就是最珍貴的，好希望就這樣一天走過一天，隨著時間流逝，我依然支持著努力不懈打這場仗的我的女兒，瑞玄。

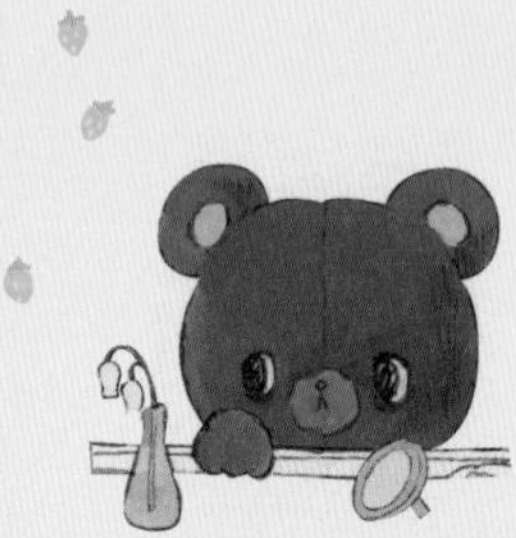

「瑞玄的心裡話」

有一天，負面思考突然找上門來，
我很想逃跑，但不知道該往哪邊跑，
因為這些全都是從我的內心開始的，
這時，我只能像機械般，努力想著其他事。

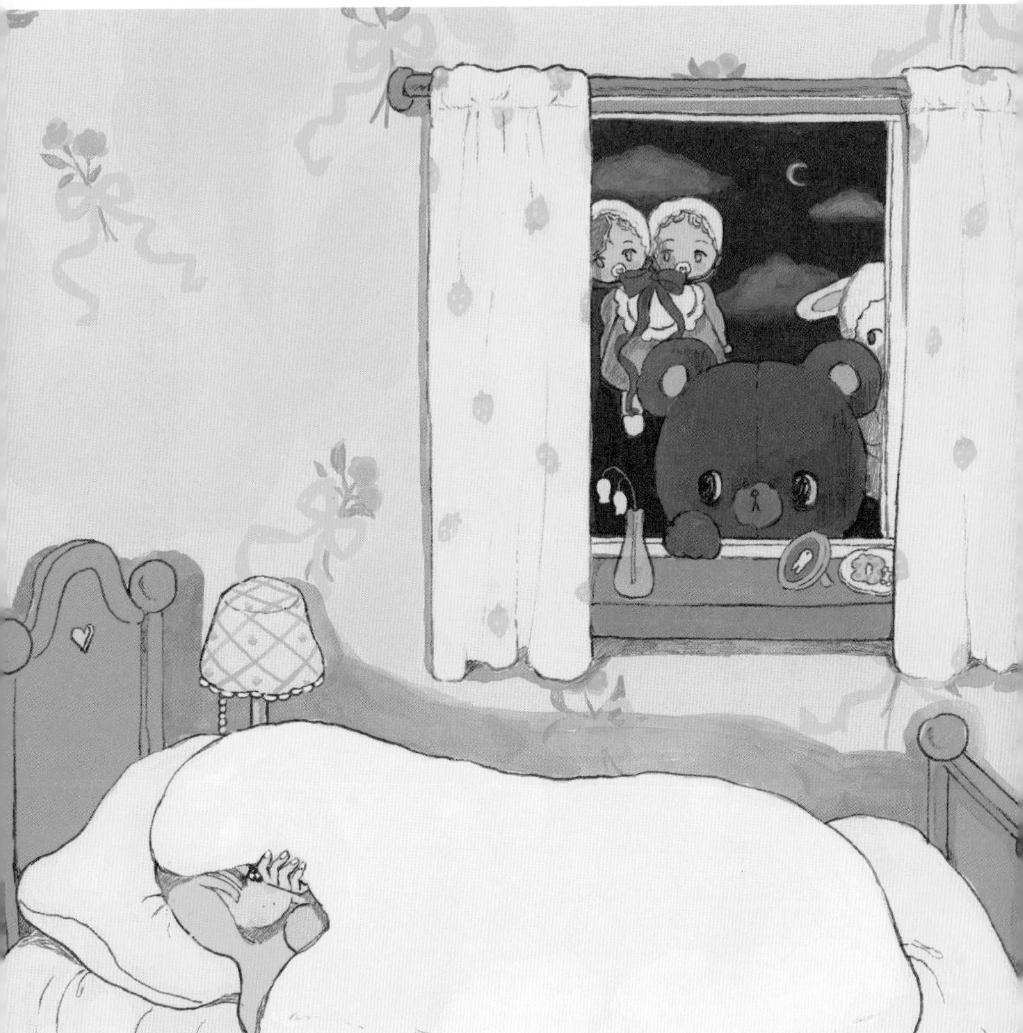

18 媽媽與女兒的障礙物賽跑

沒關係嗎？可以做到嗎？與瑞玄一同計畫的札幌旅行，直到即將成行之際，我才突然冒出這幾個念頭。一個是預約好飯店後，必須把訊息的螢幕截圖印出來才能安心的媽媽；一個是直到快出發時，連確認手續這類事情都屬於「問星星」風格的女兒，兩人真的是完全不一樣的個體。若要找尋相同之處，就是兩個人都處在極端的位置，媽媽是準備許久依然不安，女兒則是拖延太久而不安，如果兩個人的性格可以平均一下，那該有多好？但這個盼望相當不具現實性。

平常的家庭旅遊，我和瑞玄就經常發生爭執，舉例來說，當入住的飯店十點要退房，我會要求瑞玄九點就到飯店大廳。一開始倒數退房時間，就會不斷在瑞

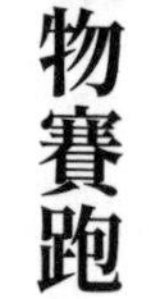

玄身邊開始整理，進入無聲的施壓階段。

接著，正式比賽開始。

「七點半了，不洗頭就出門嗎？」

「八點了，不用整理行李嗎？」

「要在車裡化妝嗎？」

「有什麼東西忘在這邊的話，就會找不回來，要再三確認！」

「是做了什麼，怎麼那麼累？」

面對我不斷地牽制與關注，瑞玄的姿態也不簡單。

「再十分鐘就去洗。」

「想了想，不洗也沒關係。」

「行李都整理好了。」

真是的，這哪裡是整理好，明明就是睜眼說瞎話。以我的銳利之眼來看，女兒隨手把東西塞入包包的動作，讓散落在外面的東西比塞進包包裡的還多很多。

不論時間是否已經到九點，只要我的不滿越來越明顯時，瑞玄就會使出決定性的一擊。

「可是為什麼現在就要出去？」

這時我的憤怒指數會直線上升，明明出發時間是兩個人協議好的，但瑞玄這個遲來的「為什麼」是將局面翻盤的「決定性一擊」，接著是「昨天是不是說了九點要出發？」、「昨天決定時間的時候，為什麼不說話？」，最後迎來一句「不知道，你自己看著辦」，媽媽與女兒之間的爭執一發不可收拾。別說是洗頭髮了，瑞玄連刷牙洗臉這些基本功都會省略，直接跑出去。情況進展到一觸即發的地步，這時安撫生氣的媽媽及女兒的工作，就會落在爸爸身上，不論他喜歡或討厭。

所以，與瑞玄的雙人旅行，我下定決心無論如何都不能發生這類慘事。考慮到瑞玄出院沒多久，基本上還是患者的關係，我自行設定了幾項原則：首先，不要安排太多行程；第二，絕對！絕對！絕對！不能情緒化吵架；第三，要來一趟由瑞玄主導的旅行。

第三個原則，跟瑞玄住院期間的主治醫師沉痛的囑咐有關。一直稱呼瑞玄為「瑞玄小姐」的醫師，某次在和我諮商時，無意間脫口而出「孩子」一詞，急忙尷尬地補充說：

「瑞玄小姐已經是個堂堂正正的大人了，但父母卻常常認為她還小、過度保護她，連我都開始把她當小孩子看待了。」

那一刻，連我都「哎呀」一聲醒悟過來。一直以來我們都認為瑞玄的憂鬱症狀是因為個性有缺失，或許是搞錯方向了也不一定。如前所述，有時瑞玄確實會出現暴力言語，但一般情況下，只要不刺激情緒起伏較大的她，就能迴避衝突。我們是不是已經習慣不去刺激較難承受壓力的瑞玄，為她掃除前方道路的所有障礙物呢？

如果發現錯誤，就要先修正。雖然只是四天三夜的旅行，但我想試著讓瑞玄決定行程、預約住宿、查詢美食，讓她擁有成就感。希望她邁開輕快的腳步，不再需要我出手干涉。

行前的宗旨相當明確，但這幾個原則能不能在旅行期間確實遵守，就是另一件事了。這樣看來，或許會是場失敗的旅行也說不定。就結果而言，這段旅程肯定不會像連續劇一樣，有「我的孩子不一樣了」的發展，也會跟迪士尼電影充滿教育意義的結尾有很大的距離。

漫步在北海道大學的林蔭大道與札幌大通公園周邊的行程，就是一邊呼吸、一邊走路的行程而已，一點都不辛苦。對我來說，一天兩小時的湖水公園散步與一週三回的游泳都是稀鬆平常的事，但對於身體毫無肌肉的瑞玄來說，這兩個行程之間沒有「休息」的話，就是強行軍！

有人說「雖然想死，還是想吃辣炒年糕」。就算想死也要很帥氣，因此每個場所必須拍上百張照片，有名的甜點店就算排隊也要進去，這樣一個「社群軟體導向」的女兒，對我來說也是極度疲憊。

兩人之間的不滿指數逐漸升高，散發著汽油味的導火線隨處可見。加上瑞玄專門點一些又貴又看起來難吃的點心，實在是太亂來了，我忍不住說了句「你錢還真多」，瑞玄瞬間放下叉子，導火線點燃了。這時我才想到，我明明知道瑞玄比任何人還容易搭上情緒的雲霄飛車，但話已經說出口了。

印象中，那天瑞玄說的最後一句話是：「回家後，我要一個人去原州之類的地方賺錢，沒聯絡也不用擔心我。」對於瑞玄這段挑戰性的發言，我的應戰也沒停下：「你知道原州是什麼地方嗎？工作的時候誰照顧你的吃穿？這世界沒有你想像的那樣簡單，你知道嗎？」

明明是說句「哦！這樣哦！」就可以帶過的情況，但我就是會這樣。

當晚如果直接回飯店，情緒上會有點難以承受，所以我們決定要去搭摩天輪。按照Google地圖走了很長一段路，明明不是去海邊、也不是樂園、更不是市中心繁華地帶，就只是購物中心屋頂的摩天輪，居然也能如此開心。摩天輪緩緩地轉了兩圈，我們沒有說多少話，多半是夜景比想像中還不怎麼樣、點心應該要打包才對、什麼時候一起去英國搭摩天輪之類的輕鬆話題，很難說明那種情況，就是這樣那樣地聊著，所以感覺還不錯。

我們沒有為了這趟旅行制定什麼偉大計畫，也完全沒有一件事按照計畫進行，反而經歷了情緒瘋狂耗盡的時刻。不過幾個月之後的現在回想當時，也是有許多讓人不禁嘴角上揚的記憶，這樣就沒事了，真的做得不錯。

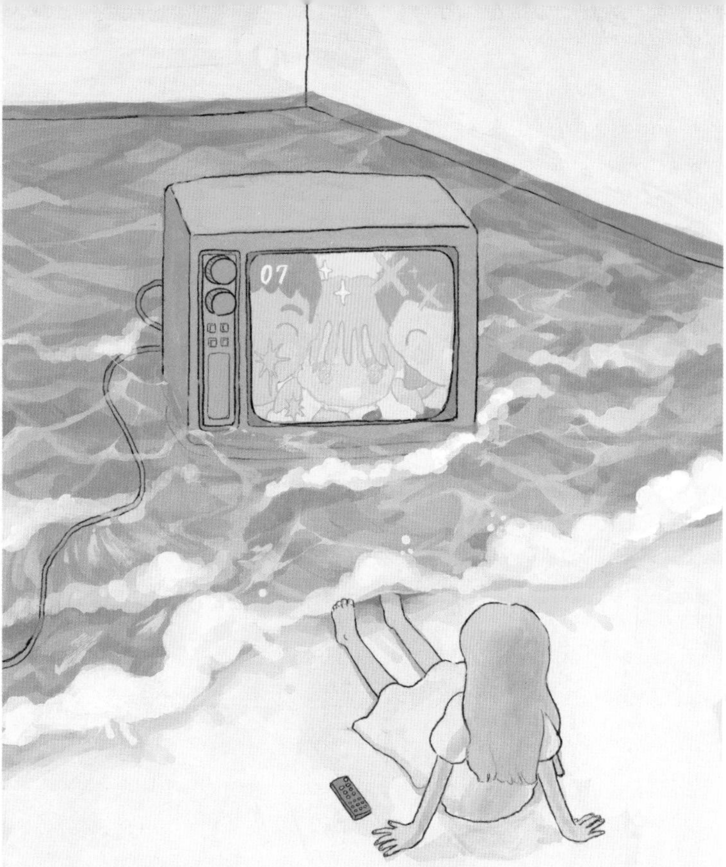

瑞玄的心裡話

電視上出現了許多記憶中的畫面。
我努力地只看好的頻道，
我知道有些頻道，
會讓我恐懼、讓我痛苦。
不安和焦慮，躲在天花板上。

《淑女鳥》

我在電影院看過一次《淑女鳥》（*Lady Bird*），之後又與瑞玄一起在家看了一次。電影描述一位不願意使用父母取的名字，堅持用「Lady Bird」做為名字的少女，與世界碰撞、在過失中成長的故事。電影生動描繪她與同性朋友、異性朋友、初戀、家人、老師，以及媽媽之間所發生的事情。重點是她居然因為不想聽媽媽嘮叨而跳下車，還真像我們的故事。

電影中，對彼此的愛恨如同齒輪般交織的母女一同挑選衣服時，女兒選的「瘋子才會穿」的衣服，媽媽肯定不喜歡；而媽媽選的過分端莊的衣服，女兒也馬上拒絕。當女兒問：「就不能說我漂亮好看嗎？」媽媽這樣回答：

「我希望你成為更好的自己。」

「但如果現在就已經是最好的我了呢？」

這個嘛，該怎麼回答才好呢？我想了很久很久很久，依然還在思考中。

19 不論藝術是什麼，治療優先

這天是瑞玄要去精神科的日子，上午要跟精神科主治醫師見面，接著五小時後要再度回到醫院接受心理諮商。

最近瑞玄看起來壓力有點大，跟畫畫的時間逐漸變長有關的樣子，她說曾經夢到即將完成的繪本整個消失不見，也經常沮喪地說自己的作品像垃圾一樣。我知道瑞玄之前下定決心自殺的時候，發生過和作品有關的小騷動，所以真的很令人緊張。

但我有點好奇，瑞玄那麼擔心作品會變成垃圾，為什麼對於房間裡的垃圾又可以坐視不管呢？是因為工作空間越亂，創意越源源不絕嗎？

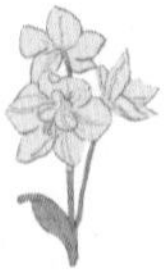

到了該去醫院的時間，我稍微看了一下瑞玄的房間，根本連腳踩的地方都沒有。雖然知道不能生氣，但低沉的聲音已經展現出我的生氣：

「那些就不能放進洗衣機裡嗎？內衣不要那樣脫，要我講幾次？」

瑞玄瞬間面無表情，然後像親切的金子一樣，裝模作樣地說：

「這裡是我房間哦！」

這時我的反應大致上就是二選一，今天不是選擇「啊，好，對不起」，而是選擇「你房間你就隨心所欲，那幹麼每次都要進來我房間」？

瑞玄冷冷的聲音越過了房門口：「我之後不進媽媽的房間了。」

偏偏要在有共同行程的這天踏上一條布滿荊棘的路。不願意坐副駕駛座、選擇坐上後座的瑞玄鐵著一張臉，不說半句話。在等待診療的時候，我們兩人分開坐，不過瑞玄看起來也不太喜歡這種奇怪的氛圍。診療結束後，到了醬油螃蟹店，她遞出手機給我看一則新聞，那則新聞的標題是〈藝術創作與精神疾病〉。

瑞玄給我看的新聞中寫道：「對藝術從業人員來說，憂鬱症是家常便飯，所以一部分人會忌諱接受治療，深怕妨礙創作的熱情。」根據那天看到的新聞與瑞玄的說明，在罹患憂鬱症、雙相情緒障礙症、思覺失調症等精神疾病的藝術家之中，有些人認為自己的疾病有助於創作。

我在瑞玄面前說了「這像話嗎？這是……」，但其實這也不是莫名其妙的論點，或許長期被憂鬱纏身的人，會將他們低落的情緒當成養分，培養出藝術作品，有人將之稱為「創作型憂鬱」。是天生就如同玻璃般敏感的藝術家容易罹患精神疾病，還是罹患了精神疾病會提高藝術創造力呢？我當然無法判斷，也不知道從何判斷。

就算閱讀了許多「精神疾病與創意之關係」的研究，也會出現「相關」或「不相關」的不同說法，實在難以完全相信任何一方的意見。舉例來說，美國精神科醫師阿諾德·M·路德維希（Arnold M. Ludwig）與南希·安德森（Nancy Andreasen）認為精神疾病與藝術創意的關聯程度高；但另一方面，也有研究指出雙相情緒障礙症患者經過治療後，反而出現創作力上升的案例。長久以來為世人所知曉的海明威、吳爾芙、梵谷、哥雅、孟克確實是罹患精神疾病的藝術家，但沒有人知道，如果他們能夠免於承受這些折磨一生的疾病，結果會如何——我想相信他們會創作出更多更好的作品。

當我看到因為藥效而變得比平常更有活力的瑞玄，或是看到帶著空洞眼神入睡的瑞玄，內心都會一沉，因為這兩種情況都不是我認識的瑞玄。「憂鬱症是否啟發了瑞玄的創意，如果是的話，盲目地治療是不是對的呢？」對於這類問題，完全沒有思考的價值。幸好，瑞玄看起來也認為這種爭論沒什麼用，她毫不猶豫地說：「我覺得創意跟憂鬱症沒有太大的關係。」

如果為了無限的創作熱情，而猶豫著是否要接受治療，失去的會比得到的還要多。**我深信發光發亮的藝術品來自於生命的溫度與活力**。就算退一百步，即便憂鬱症的某種「氣質」能夠為創作帶來有助益的一面，但如果瑞玄要犧牲自己進行藝術創作，我理所當然會反對。不論藝術是什麼，一切以治療為優先。

20 瑞玄與流浪貓的同居生活

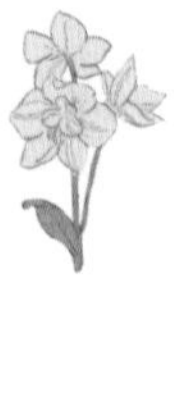

瑞玄罹患憂鬱症已逾十年，在確診為憂鬱症及恐慌症的三年前，瑞玄不幸地錯失一次完整治療的機會。我不斷為當時沒有正確應對而感到後悔，下定決心這一次無論如何都要好好盯著瑞玄服藥。

清晨五點睜開雙眼，直到太陽下山為止絕對不會閒下來的我，每天早晚兩次要求瑞玄乖乖吃藥，有時瑞玄會說「我等等吃」，但我絕對不會允許，「等等」究竟是指明天還是後天？因為放在書桌上的藥並沒有消失。

早上要吃的紅色憂鬱症藥物，只要瑞玄在展開一天的活動前吃就可以，沒什麼問題。但睡前三十分鐘要吃的失眠藥卻是一個大問題，如果在我睡覺之前讓瑞玄吃藥，太早吃藥的瑞玄就會跟著我變成晨型人，對於從高中起至少五到六年都是日夜顛倒的夜貓子瑞玄來說，從太陽升起那一刻就開啟的一天會變得很長、很無聊。

我當然也不放心我自己出門，放瑞玄一個人在家，像鐘擺一樣徘徊在房間跟客廳之間，我腦中會出現各種負面想法。於是我出門前會將陽台窗戶鎖好，把為了防潮而經常拿出來用的廚房刀具統統收到洗碗台下方，然後交派瑞玄要帶小狗索爾去散步的任務，或是把我回家時預計買什麼零食當作誘餌。即使如此，依然會有放不下心的日子，所以我總是會說出一句常見的台詞：「你要比媽媽多活一天才能死。」此時聽不下去的瑞玄就會說：

「媽，死也是個需要能量的事情，短時間內我就算想死也沒有力量，所以不會死，不要擔心，快去快回！」

好好地跟朋友見面、參加聚會、去市場買菜，回家路上又開始擔心了，快步走過公寓大樓時，總會想著「怎麼那麼多人聚集在那邊？」或是「一一九是不是在趕來的路上？」明明知道可能性是零，但總是忍不住擔心，畢竟一朝被蛇咬，十年怕草繩。就連打開玄關門時都還是很不安，瑞玄不可能出門，但如果叫了沒有回應，內心就會忐忑不安。焦慮潛藏在靈魂深處，再這樣下去，我會比女兒更早倒下。

總是聽我抱怨的鄰居姐姐小心翼翼地提議，要不要讓瑞玄養隻貓咪？貓咪不像狗需要細心照顧或是外出散步，同時也很獨立，在同個空間中不會互相干擾，跟不喜歡外出的瑞玄剛好合拍。

那天，我不過跟瑞玄提起貓咪的「貓」字，就只是問問而已，瑞玄馬上「哇哇」地大叫。不是這樣啊，媽媽只是有點興趣而已，一點準備都沒有啊。才剛說完，瑞玄馬上動員她的人脈，開始尋找寵物貓。

「和寵物一起生活」，完全不需要其他什麼理由，不曾與寵物共同生活過的人肯定不會理解；「反對和寵物一起生活」的情況也很理所當然，不用額外說明。有養過寵物的人，應該都能同意將寵物當成自己的家人，不過要接受一位新家人，並沒有那麼簡單。

「瑞玄啊，你看看自己身上的傷，你連自己都顧不好了，怎麼照顧其他的生命呢？」

瑞玄身上到處都是傷痕，沒有完好如初的地方，企圖自殺所劃下的一道道又長又紅的傷痕，即使用繃帶遮住也經常流著血；還有總是想要撕下的尚未痊癒的結痂。至於耳垂呢？不久前她因為想戴耳環而在耳垂上亂戳洞，嚇了我好大一跳，不斷流著血的耳垂，再次結成血痂。手指也是彷彿將ＯＫ繃當成指套，指甲就更不用說了，還經常咬著指甲附近的皮肉，令我不得不想個方法防止她繼續咬指甲。瑞玄還會像拔雜草一樣地拔掉指甲附近長出來的肉芽，所以經常血流不止，左手食指第一節的地方，也是不停地刮，變得光滑泛紅。青春痘、蚊子叮、過敏的痕跡，也全部都是她攻擊的對象，還沒等到結痂就會開始被瑞玄攻擊。站在這些傷痕的立場來看，簡直就是虐待。

我堅決地說：「在你沒有再度弄出這些傷痕之前，想都不要想。」

不想做的事情會拖到世界末日的那一天，而想做的事情不論赴湯蹈火都會勇往直前的瑞玄，當天就將自己身上所有可以稱為傷痕的地方統統貼上繃帶。要跟醫師諮商的那一天，也在下巴貼上一張四邊形的繃帶，這是宣示不再亂撕結痂的苦肉計吧。

「媽媽，我要這隻。」

瑞玄遞來的手機畫面上，是一隻脖子上圍著隨意剪裁的不織布、綠色眼睛的白色小貓咪。當時的我不知道那塊不織布的用途，可說是大失策。

瑞玄身上大大小小的傷痕漸漸變淺，就在她為了買貓爬架、飼料、貓砂盆，快要用光存款的時候，我便快堅持不下去了，無法忍受將流浪貓當成家人。瑞玄不知道該如何照顧自己的身心，手足無措的她，與原來全身發霉的流浪貓，同居生活就此展開。

21 與貓貓一同走向宅宅世界

我們家貓的名字是洗髮精。其實我有許多話想說，我也不是期待要幫家裡的寵物們取名為R2與D2（《星際大戰》的角色名）、萊依與路依（按照押韻）、海松與月松（按照兄弟的字輩）這類名字，畢竟索爾跟洗髮精再怎麼看都不像兄弟姐妹，已經九歲的索爾也不能改名成肥皂或是潤髮精。但我跟瑞玄提議說要不要將貓取名為洛基或是奧丁時，瑞玄完全不理會。

風吹落葉的秋日夜晚，洗髮精來到我們家。

「媽媽，洗髮精在路上被發現時，身上長滿黴菌，現在好了一點，但還是要持續餵藥跟消毒。」

就在我不斷思考我的身分究竟是大嬸、阿嬤，還是媽媽的時候，瑞玄僅留下「哎呀」一聲，便帶著洗髮精消失進房間。剛開始的一段時間，洗髮精只待在女兒的房間，因為黴菌可能會傳染給家中的老么索爾，如此能減少一點彼此的壓力。

不過，小狗索爾與流浪貓洗髮精住在同一個屋簷下，也不可能一直都過著兩種生活。對索爾來說，原本一直照顧自己的漂亮大姐姐，從某一天開始就與「沒見過」的生命體一同關上房門，牠不可能無所謂，畢竟索爾每到凌晨時分就會去抓姐姐的房門，所以這兩隻寵物接觸的時間比預計中更早。

一開始，我會把洗髮精翻來覆去地檢查，看黴菌是不是有治療好。瑞玄相當勤奮地每週都帶著洗髮精去看醫師，原本的瑞玄連要走進便利商店都要鼓起莫大的勇氣，光就這一點，瑞玄願意為了洗髮精而固定到醫院回診，讓我覺得很開心。但終究還是發生了我擔心的事情。

「媽媽，我好像被傳染黴菌了。」

瑞玄的手臂上出現好像被吸血鬼咬了的圓形紅色斑點，我當時才以「這是什麼啊？」的想法更加仔細地檢查洗髮精，發現前腳、後腳、肚子、臉部等沒有遮蓋住的地方，毛都稀稀落落的，耳朵裡好像有褐色的瘡疤，仔細翻找還會看到稀稀疏疏的斑點。到底這段時間我都在檢查洗髮精的哪邊？

出生以來就被丟在街上，還被黴菌攻擊弱小的身軀，洗髮精真的太可憐了。可是原本身上就已經有各種傷痕的女兒皮膚也令我擔心，趕緊帶她去看醫師、也拿了藥。但不知道為什麼，明明沒有排隊喊著「我！我！給我黴菌！」，結果卻輪到我跟瑞玄的弟弟妹妹被感染，甚至連索爾的耳朵和眼睛上方，也都發現了手指甲大的疹子。看著從來沒有罹患過皮膚病的索爾靠著我的腳磨蹭的樣子，應該是真的很不舒服。

「天啊，怎麼不完全處理好黴菌再帶回來，哪有那麼急……」

為什麼有些話總是脫口而出之後才想到不應該說呢？瑞玄馬上帶著洗髮精走進房間，那天之後的很長一段時間裡，瑞玄只在必要時才會走出房門，連想要看看新家人的弟弟妹妹，以及依然會抓著姐姐房門的索爾，她都視而不見。女兒的房間放滿洗髮精的貓砂盆、貓爬架與飼料、餐盤等，每回小心翼翼打開房門時，都能聞到令人不悅的尿騷味。我原本盼望瑞玄養貓的意志，可以讓她願意走出家門、走入世界，但瑞玄反而跟貓咪一同走入更深的宅宅世界。

仔細回想，瑞玄的社會生活模式也差不多，只要對方顯露出不開心或討厭的感覺，瑞玄就會想「哦？討厭我？」然後快速地「處理」，不參加聚會、刪除聯絡方式、換電話。就算對方可能只是覺得瑞玄的某個小行為不太恰當而已，對瑞玄來說就是自己的存在被拒絕一樣，內心會相當受傷，但這樣一來就會失去解釋或消除誤會的機會，被放生也只是時間問題。

當這世界的退路被堵住，只能退回家裡的瑞玄，再次在房間裡過著不是退休的退休生活。不能讓她繼續這樣下去，瑞玄經常這樣躲起來，那也該輪到我當鬼了，我需要讓瑞玄與洗髮精走出房門的「神來一筆」。

平日裡只要一有壓力，不安與憂鬱的指數就會攀升的瑞玄，唯獨難以幫貓咪消毒、餵藥與擦藥，因為這些事情會讓貓咪不開心，同病相憐的瑞玄無法勉強做洗髮精不喜歡的事情，這與孩提時期經常玩耍、正向陽光地成長、全身充滿能量的孩子剛好形成鮮明的對比。

壓制貓咪的工作就交給我來做，這是媽媽勇往直前的第一步。

我抓住了瑞玄絕對不會抓住的洗髮精的頸部，一一確認，像翻煎魚一樣地前前後後仔細消毒，一天兩次！就算瑞玄吶喊著「No! Thank you!」，但我為了完全除去洗髮精的黴菌，絕不放棄這個行動。

可是這被稱為「癬」（ringworm）的黴菌，意外地相當難纏，之後很長一段時間，我的手臂就像蓋章一樣地不斷出現傷痕，那些傷痕漸漸地成了我的印記。我常常戳一戳洗髮精說：「這是什麼？你什麼時候又咬我了？」然後快速擦好藥，劃下句點。

原本不想給家人添麻煩、或是想獨占洗髮精的愛，或是在兩者都有的情況下堅持要自己照顧貓的瑞玄，如今也自然而然地接受我的幫助。畢竟在同一條船上的一家人，沒有人需要成為孤島，就算退一萬步來說，**即便我們都是島嶼般的存在，也需要有一條連結橋梁。**

我喜歡我家貓咪洗髮精坐在陽台望向窗外的樣子，這時的牠絕對不會正面凝視窗外，而是側著白毛覆蓋的身體（好像也沒有一定要看的意思），只有頭悄悄地往旁邊轉，家裡某人為了這樣的洗髮精，在窗邊放了一張椅子。一出生就被丟在街道上的小貓咪，看著牠曾經待過的外面街道時，心裡究竟在想什麼呢？

「洗髮精啊，你好奇外面的世界嗎？會怕嗎？想出去看看嗎？」

我至死都不可能知道洗髮精的內心想法，而我女兒瑞玄的想法，也是一樣。

瑞玄的心裡話

在媽媽眼中，我像是「繭居族」，
但我為了跟洗髮精成為家人，
也很認真努力。
不論是洗髮精還是我，
都比較喜歡在家裡看窗外的世界，
但總有一天，
會有走出門外也覺得無所謂的瞬間。

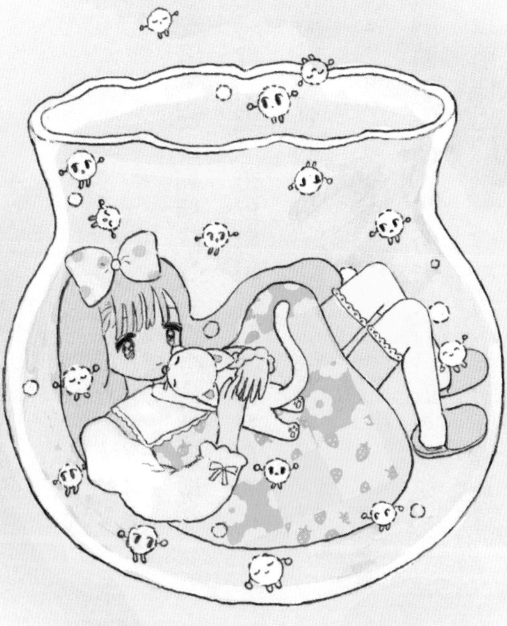

22 帶來希望的電影

瑞玄出院之後，有一段時間我的內心充滿不安，那種感覺到如今依然是現在進行式。「下定決心那一天」的傷痛時不時會湧現，難以忘記，好像心裡有人不斷堆疊石頭般的沉重。如果這就是瑞玄平時感受到的情緒，應該真的會覺得活著很厭煩。

出院後的瑞玄，在家裡過著不是繭居的繭居生活，我努力找尋可以跟女兒一起做的事情，美術館、湖水公園、美食、以前住過的家、健身房、保齡球場（這還是我第一次去），以及不斷需要回診的醫院，但依然不足以消除瑞玄整天的無聊感。

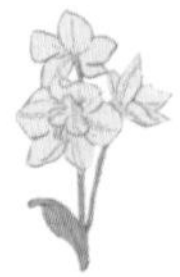

另一方面，瑞玄出院後我的每一天都更忙碌。因為夢想自給自足的老後生活而參加的都市農夫課程，在瑞玄住院時就退掉了，課程必須有八成以上的出席率，才能獲得資格證照，但上課時間與精神科諮商時間相衝，所以只能放棄。分租來的田地，原本預定要種些茄子、番茄、辣椒、花生等，也因為失去心力而轉讓給他人。

就這樣，無所事事的女兒與相當忙碌的媽媽，還能夠找出時間一起去家附近的電影院，瑞玄帶著「太陽的瑪黛茶」與魷魚條，我則是帶著撒上蒜粉的洋芋片與一罐啤酒，走進電影院，我稱之為「好躲藏的房間」。

在瑞玄出院的時候，我堅持要看「愛與希望的電影類型」，要不然怎麼會在沒什麼特別理由的情況下，看了三次左右的《阿拉丁》（*Aladdin*）呢？瑞玄出院後，對於有點「類憂鬱症」的我來說，能帶來撫慰的電影還有《龍貓》與《玩具總動員》（*Toy Story*）。

從老電影到奇幻片、從動畫片到時代劇，瑞玄沒有偏愛特定種類的電影。她最愛的電影是宮崎駿導演的動畫片，所以每當《龍貓》重新上映，就會再次觀看，就算一天只上映一回，也絕對不會錯過。那一天，我跟瑞玄依舊走進那個好躲藏的房間。

電影中沒有常見的反派，反而充滿一種會讓孩子們傷心的失落氛圍。為了尋找生病的媽媽與前往都市的爸爸，主角小梅離家出走，小梅的姐姐皐月則因為擔心小梅而手足無措，十分令人心疼，讓我睜大雙眼跟著劇情走。好希望總有一天能遇到的龍貓，以及臉上有大大笑容的貓巴士，皆讓人印象深刻。對照瑞玄的情況，龍貓等於是治癒小梅與皐月內心的心理諮商師，或者是精神科醫師，總覺得貓巴士好像是龍貓醫師所開出的處方一樣，若有那種一服用下去就能馬上感受到安詳、安全的藥，我肯定想要獨占。

第一次看《玩具總動員4》時，每每看到蓋比蓋比就會想到瑞玄，蓋比蓋比認定自己有所缺陷，所以不敢站在朋友旁邊，是個害怕被拋棄的古董娃娃，也是電影中唯一一位反派角色。不過最後她也選擇了一個主人，並且獲得幸福。所以我強烈推薦瑞玄一定要看這部電影，最後我們一起觀賞。

結果瑞玄關注的角色反而不是蓋比蓋比，而是出生在垃圾桶的玩具叉奇，只要張開眼睛、有空就會夢想回到垃圾桶裡、不像玩具的玩具叉奇！不論如同大哥般的胡迪再怎麼大聲疾呼玩具的使命，對叉奇來說，都只是垃圾桶要爆炸的聲音而已。

即使有人在身旁不斷傳遞人生有多美好，還是會有想尋死的人，不幸的是我的女兒瑞玄就是其中一員。就算列舉出生活的十種美好，固執的她還是會找出沒有價值的部分：晴朗天空下的PM2.5、讓人不再健康的疾病、勞動後的貧困、從年輕到衰老、不是漂亮而是醜陋，還有對於不是自己選擇的死亡之恐懼……看到瑞玄像魚一樣不斷游開、還有像牛一樣極力抗拒著提倡人生價值的媽媽，甚至說出「就是沒有活下去的自信」，有時我也無話可說。

看電影的時候也是如此，我也曾經出現「既然想成為垃圾，就這樣放棄不管如何？」的念頭，但該說是誠意感動天嗎？一直想成為垃圾的叉奇也吹起改變之風，在電影的最後，終於接受自己是玩具的叉奇，對和自己來自同個地方的刀子說了一句話，深得我心。希望有一天我的女兒瑞玄也能對某個被鎖在黑暗深處的人，說出如此有希望的一句話。

《康斯坦汀：驅魔神探》

我盡可能避免看恐怖、驚悚、血腥的電影，非常討厭看到主角陷入困境中，這一類電影對我來說當然不是饗宴。看著登場人物一個個流血、悲慘地死去，他們所承擔的痛苦實在讓我的內心難以承受。

因為瑞玄的推薦，我們才一起看了《康斯坦汀：驅魔神探》（Constantine）。開場就讓我覺得「你看，我就說是這種電影」，分明就是恐怖電影的陳腔濫調手法，被惡靈抓住的女子，以奇怪的姿勢在天花板攀爬，就是那種場景不是嗎？

開場過後，就是由瑞秋·懷茲（Rachel Weisz）飾演的女主角吟誦著主角

「康斯坦汀」墜落身亡的場面，「我的天啊！」一開始就嚇壞我的畫面，讓我不禁喊出了聲音。帶著難為情的情緒，我對專注看著電影的瑞玄説：「你為什麼總是要看這種電影啊？」我多麼希望這世界只有愛與希望的電影。

《康斯坦汀：驅魔神探》是一部從開頭就讓我揪心的電影，但其實整部片並不差，人類與混種天使、混種惡魔一同顛覆既存的宗教協議，看完相當暢快。自殺者不能進入天堂的玩笑話，也深得我心。希望著迷於天使形象的瑞玄，知道了自殺者不能進入天堂的話，就不會再想著做那件事情。不知道瑞玄聽到電影中那句玩笑話時，在想什麼。

23 不是戰勝憂鬱症，而是承受憂鬱症

廣播播放著歌手李榮〈被遺忘的季節〉的那天，我和瑞玄來到美術館隔壁的動物園，雖然要欣賞像顏料般五顏六色的楓葉已經有些遲了，但還不到要扣緊衣領的季節。我們輪流看向左方通往主題樂園與右方通往動物園的道路，兩邊都有在城市難以看到的開闊視野，瞬間覺得自己好像成為天上的卷雲似的。不論哪一條路都是很棒的散步路徑，我們決定要搭纜車，湖水上方的空中纜車，因為有安全網的關係，不會過於刺激。晚秋的湖水旁，看到一行人突然被烏鴉襲擊、搶食的畫面，雖然對他們有點抱歉，但真的很有趣。

沿著動物園的動線走著，最先看到的是一群紅鶴，看著看著突然產生了惋惜

的心情。在芭蕾舞劇《胡桃鉗》（*The Nutcracker*）中以團體方式出場的紅鶴群舞，看起來是非常優雅的鶴群，可是實際上的鶴群看起來好像有點不同。有一隻紅鶴又小、又矮，被另一隻紅鶴用又長又尖銳的嘴不斷啄著，想逃開卻甩不掉，然後別的紅鶴也加入，形成了追擊戰。也有悠閒站在水邊的紅鶴，牠們不可能沒看到，卻沒有阻止壞紅鶴，或是保護逃亡的紅鶴。

「動物世界的排擠問題也很嚴重呀。」

我帶著惋惜的心情說了這句話，略微看了一下瑞玄的臉色，跟剛剛看到烏鴉襲擊事件時的情緒好像不太一樣。

「好可憐，對吧？」

對於我這個不像提問的提問，瑞玄毫不在意地說「動物的世界就是這樣啊」。瑞玄對於這種囉唆的提問，都會用又短又簡單的方式堵住對方的嘴。

「媽媽，我喜歡小巧又可愛的鳥，如果有下輩子，我想要成為麻雀那種小小的鳥。」

「為什麼？你想成為烤麻雀嗎？當鳥的話，就要當老鷹比較好，沒有天敵。」

沒有天敵這點短暫地引起瑞玄的注意，就在瑞玄說「就算如此，我還是想當小鳥」的時候，我們來到了爬蟲館。我想起了以前看過的老電影，美術館隔壁的動物園，有鱷魚住在裡面。這讓我想起瑞玄曾經交出一張圖畫作業，畫中是一個戴著高帽子、正在等待朋友的孩子，因為床下住著一隻鱷魚而相當痛苦，那幅畫的主題是「憂鬱症」。

瑞玄內心的某處住著鱷魚，「住在內心」這種說法不能輕易說出口，因為我無法得知那隻鱷魚是住在瑞玄的心裡、還是住在大腦裡。如果想根據憂鬱症、雙相情緒障礙症的資料，或是從現代醫學中找尋線索的話，瑞玄內心的鱷魚是生物化學、遺傳與環境的障礙所形成的「某個東西」，要釐清因果關係並不簡單。再者，在實際承受憂鬱症的痛苦之前，旁人也難以衡量其痛苦的程度，不論是喘不過氣、沉入水中，用各種方式形容都難以讓人真正地理解。

我從瑞玄身上隱隱約約感受到的、或是從書上看到的憂鬱症狀，總是會妨礙我的理解。只是，如果就像人生最悲傷、最無力的某一天會無止境地持續下去，那麼我可以體會那有多痛苦。

看著不斷用頭敲著膝蓋苦泣的女兒，很多時候我依然不知道該怎麼辦，若說出「我懂你的痛苦」之類的話，就連虛無的回應都不會有；若向摀住耳朵的瑞玄說「幹麼為那種事情煩惱？」、「停下來好嗎？」、「只有你辛苦嗎？」這類的話，更是完全沒有效果。然而現在，我不願意再放任瑞玄那樣獨自承受。

我常聽人說「不是要戰勝憂鬱症，而是要承受憂鬱症」。要遠離憂鬱症的鱷魚，需要圍起安全網、架起堡壘，然後培養希望，這不是一個人可以完成的事情。雖然我是個能力不足的媽媽，但我想要陪在需要撐過辛苦時刻的女兒身旁，做一個時而提醒她現實、時而提供希望的紅綠燈。

瑞玄的心裡話

「哭過後，我會更堅強。」

這是電影《下妻物語》中的台詞。

當時的我究竟為何恐懼？

我只是有點迷惘而已，

跨過一座小山的現在，

我獨自哭了多久，就有多堅強嗎？

跟親愛的人一起的話，

就算不知道前方道路是否蜿蜒，

我好像就能產生走下去的勇氣。

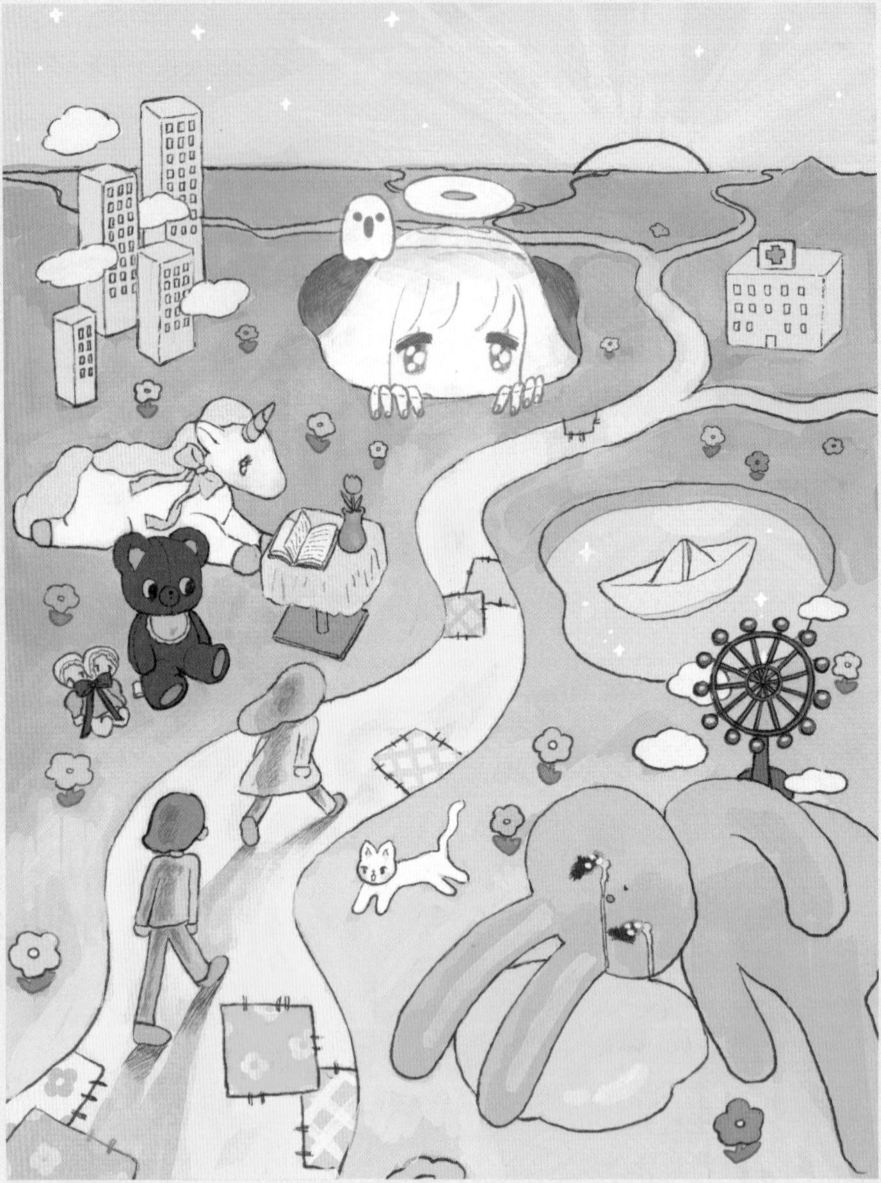

24 比起什麼都不做，犯錯還比較好

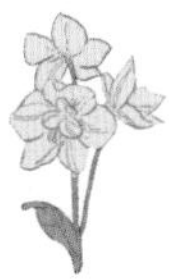

「阿姨，想到明天你不覺得很期待嗎？明天會是一個沒犯任何錯誤的嶄新一天。」

「我可以保證，安妮，你明天還是會犯錯。」

——《清秀佳人》（*Anne of Green Gables*）

瑞玄喜歡的東西，用「鋼鐵人」東尼．史塔克的方式來說，就是「三千遍喜歡」*。瑞玄那小而精美的「最愛」清單中，有坂本龍一的電影配樂、《下妻物語》與迪士尼公主，還有用耳朵聽的十九禁漫畫等，另外，網飛（Netflix）熱播過的《勇敢的安妮》（*Anne with an E*）也絕不落下。

在瑞玄看到《勇敢的安妮》系列預告片不久後，我就在書店最顯眼的書架上發現《勇敢的安妮》的原著《清秀佳人》，一邊想著「不知道是經典的力量、還是流行的力量」，一邊翻閱著書籍，接著便看到這段對話，大笑了出來。

「你明天還是會犯錯。」

這是我不時想對瑞玄說的心裡話，也預感有很高機率會讓她難過。去年十二月，瑞玄參加了在COEX商場舉辦的插畫展，開設一個她的展位，我雖然稱讚她很棒、一定會很順利，內心卻不太安心。

當時瑞玄身上四處的傷痕好不容易才癒合（被洗髮精傳染的黴菌除外），也慢慢減少做噩夢的頻率，頭髮不再被冷汗浸溼，接下來的春天學期能否復學尚屬未知。之前因為想賺點零用錢而開始當美術家教的時候，瑞玄會因為睡不著或是做噩夢而跑來我枕邊，讓我跟著做噩夢，這樣的情況也如同秋日冷風，逐漸平息下來了。終於熬過一個關卡的瑞玄，會不會又突然發生什麼大事？我實在無法安心，說真的，我很想跟瑞玄說：「瑞玄啊，不管你想要做什麼，都不要做。」

當然這種話不能說，況且現在的孩子是阻止也沒有用的。孩子的爸爸說得也對，現在的瑞玄最需要的是重新喚醒她的自尊。幸好除了用心照顧洗髮精，沒有發生其他特別的事情，無事掛心的瑞玄似乎相當期待即將到來的展覽。

插畫展前一個月左右，事務處打電話來說必須付清展位費用，將近八十萬韓

＊電影《復仇者聯盟：終局之戰》（*Avengers: Endgame*）中，東尼．史塔克的女兒摩根所知道的最大數字是三千，她用「我愛你三千遍」（I love you 3000.）回應爸爸。

元左右。這世上當然沒有免費的東西，而瑞玄當然也沒有那筆錢。光是洗髮精的治療費用與飼料、舊手機快陣亡所以新買的手機費用，就足夠讓瑞玄的錢包探底，再怎麼挖都只能掏出灰塵。只要瑞玄熱切地想要什麼的時候，別說是整個宇宙都會幫忙了，媽媽一定會出面，最後預支了兩個月的零用錢，而爸爸基於鼓勵的心情多加了三十萬，終於湊足了參展費用。

在插畫展四天的展期中，參展者可以將設計好的商品直接販售給來看展的客人。可是插畫展半個月前，瑞玄依然釘在電子繪圖板前，專注於設計的部分，對於要販售什麼商品一點頭緒也沒有。

我深知瑞玄長久以來的習慣是在工作完成之前放棄或逃跑，所以我常常追問她，一邊看著瑞玄的臉色、一邊希望恐慌怪物快點醒過來。

不知道大家有沒有聽過恐慌怪物？有一位叫做提姆・厄本（Tim Urban）的作家，在TED的演講中提及「拖延者的心理」，該做的事情不斷、不斷拖延的人，必須先喚醒內心的恐慌怪物才能脫離拖延的惡循環。我也曾數次詢問瑞玄：

「瑞玄啊，要開始喚醒恐慌怪物了吧？」

最終喚醒了恐慌怪物，雖然略晚了一點，在展覽開始前一天，瑞玄向我借車跑了建國大學、忠武路與一山等地，委託廠商製作明信片、海報（成品來不及做好，那天白跑了）、鑰匙圈、手機殼，然後整個人像泡了太久的醃白菜一樣，虛脫地回到家後，又跟我來了一場小小的消耗戰。我們在廚房餐桌與流理台旁邊互相對峙，許久以來忍住的情緒終於爆發，事實上也該是爆發的時候。在瑣碎的叨念與來回不停的冷嘲熱諷之間，瑞玄的怒氣如火柱般湧上心頭，巨大的火焰變成火箭，朝我射來。

「是要我說幾次我自己會看著辦！」

瑞玄拿起餐桌上的東西亂丟，嚇到了洗髮精，洗髮精飛快地躲回房間。

「媽媽之所以不斷確認情況，是因為每次問你，你都用其他話搪塞⋯⋯」但不管我怎麼說，瑞玄就是不聽，自憐、緊張與怨恨的情緒交織在一起，亂七八糟地哭了一場。

要求憂鬱症患者維持情緒平穩，就如同將鮪魚罐頭交給餓很久的貓咪一樣，是不負責任的做法，憂鬱症會忍不住情緒爆發，我比任何人都清楚。但每次看到瑞玄面對危機或糟糕的情況時，非但沒有努力拔除雷管，反而還把安全裝置拔掉、把救生艇的氣泄掉，我真的很想明確地指出這個情況。

瑞玄好不容易要向外走了，展覽的前一晚是相當難熬的一晚。雖然結果的好並不會抵銷過程中的不好，但幸好瑞玄的插畫展順利完成，投入美術家教賺來的第一筆薪水所做出來的產品，從第一天就熱銷，每天早上都要跑一趟家附近的印刷店，還有人邀她一起開設漫畫人物專賣店，也傳出了有人邀她出書的消息。全心全意投入、發出亮光的瑞玄，在插畫展的四天當中，展現出具有活力的一面。展覽第三天，我們全家一同到展場，向來不愛說話的老三載言還說：

「大姐好厲害，我本來以為大姐只會在家裡睡而已。」

然而，就像紀錄片的成功故事總是會有「幕後花絮」一樣，插畫展結束半個月之後，瑞玄依然無法寄出客人預訂的全部商品，為什麼呢？因為在插畫展賺的淨收益依然不夠支付「愚蠢費用」的關係。例如一層包裝外，又加上四層包裝，光是一個鑰匙圈就用了塑膠、厚紙板、泡泡紙、宣紙包起來，再放入亮粉紅色的箱子裡，就只為了看起來漂亮；因為用了非標準規格的箱子，所以一個八千韓元（約新台幣一百八十元）的鑰匙圈，運費就要三千五百韓元（約新台幣七十八元）；最後，將數十件鑰匙圈包裹送到郵局，卻因為寫錯了寄件人與收件人的位置，而無功而返。

是的，我可以保證，明天的瑞玄依然會犯錯，**但比起什麼都沒做的瑞玄，會犯錯的瑞玄反而更令人安心**。誰知道呢？也許瑞玄現在想到明天，心情會變好也說不定。

25

我們各自的時差

「在整夜往螢幕上噴的口水乾涸之前趕到教室，
啊！對了！教授因為我手臂上的刺青叫我穿上長袖，
我在上課前閉上眼睛，都用異樣的眼光看著我吧！
喂！早起的鳥兒有蟲吃不是嗎？
說得沒錯啊，可是當你們進入睡夢的時候，
我也同樣做著夢啊，睜大雙眼做著夢。」

——禹元材〈時差〉(We Are)

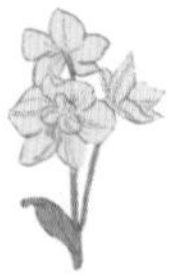

我不懂饒舌歌，〈時差〉這首許久前的歌曲，我是最近才第一次聽，戴著像是耳塞的巨大耳機，在公園散步。受不了刺青的教授、忠告說要成功就要早起的「老屁股」，好像就是在說我。歌詞寫道「可是當你們進入睡夢的時候，我也同樣做著夢啊，睜大雙眼做著夢」，充分展現出歌名〈時差〉的含義。聽了這首歌後，我反省著「瑞玄做夢的時間」是不是被我強制調整了時差。

瑞玄的書問世了，在插畫展結束不久後，瑞玄就收到出書的企劃邀約，來自相當有名的 Tumblbug 募資平台。越來越老的我，聽瑞玄解釋什麼是募資平台，真的是越聽越不懂。

「所以人們要先付錢，你才能出書？」

「對，不過要達成目標金額才可以出書。」

面對我不時的提問，瑞玄雖然都有回應，不過表情跟口氣卻隱約透露出「連這個都不懂」的情緒。總之，對於不斷流失錢財的瑞玄來說，如果要出書，應該沒有比募資更適合的方式了吧。世界之大，出書的方法也相當多元。

認真投入出書計畫的瑞玄，好像暫時放下了拖延、停止、逃跑的習慣，馬不停蹄地寫完計畫書、送出計畫書，樣品也迅速完成，畫畫、寫文案、準備贊助人的禮物，然後在書籍企劃開始募資的那天，咦！當天募資進度就超過了一〇〇%，而且一覺醒來，贊助的人依然源源不絕。

瑞玄本人看起來沒有很在意，我則是開心到每天早晚都會去看一下狀況，一個多月後募資進度達到一三七二%，真是令人感謝的結果。因為贊助人士的愛戴，瑞玄有很長一段時間都是家裡最忙碌的人。

因為COVID-19而必須保持社交距離的時刻，本就很少外出的瑞玄根本就是自主隔離，從餐桌到沙發、從沙發再跳到床上，像蚱蜢般到處畫畫，中間也經歷幾次瑞玄較難以承擔的危險事件，但好險都順利度過難關。當五百多本、分裝在四大箱的書終於到達家裡時，我開心到眼淚都要流出來了，因為這是瑞玄第一本出版的書，往後或許能製作更棒、更好的書，但第一本作品就裝在這些箱子裡，一定要永遠留存。

是從什麼時候開始的呢？曾經在爭執的時候，我問對什麼事情都沒有欲望的女兒：「你到底喜歡什麼？你想做什麼？」被逼到不行的瑞玄慢吞吞地回說：「想要吃好吃的，不用耗費力氣地安穩活著。」像植物那樣活著真的沒關係嗎？當時的我很難過，無法接話。

而那樣的瑞玄在創作的痛苦之中，主動地向前走，那是一條比較不平靜，卻是比較有希望的路。雖然對每件事情都很不熟練，會遇上大大小小的危機，但瑞玄在創作書的過程中，直到結束都沒有放掉手上那把「方向之鑰」，看著總是在即將完成之際逃跑的瑞玄，這一次直到完成為止都好好地守住自己的方向，這樣的瑞玄真的很棒。

書籍送來之後，我與瑞玄一同觀看《魔女宅急便》，電影主角魔女琪琪相當有天分，是一個想要自己決定成為哪一種魔女的孩子。琪琪下定決心要運用掃帚飛行的能力，幫村裡送宅配。雖然在他人眼裡不怎麼好，但找尋自己喜歡做的工作的琪琪，與不想成為一流、只想隨心選擇道路的瑞玄，乍看之下好像、好像。還有，如今開始理解這樣的女兒的我，就是個嚴重「馬後炮」的媽媽。

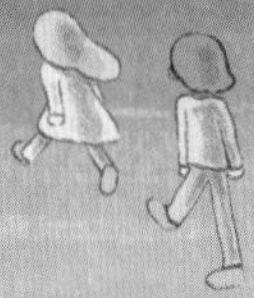

第 4 章

守護女兒，也守護自己的人生

借出我的肩膀讓你依靠，

讓你知道你不是一個人。

真心相信一切會更好，

以開闊的心胸給予支持和等待，

就能夠引領這世上許多的瑞玄活下去吧？

26 禁止過度保護與漠不關心

偶爾，我會跟親近的友人或鄰居聊到孩子的事情，一開始大家都會炫耀自己孩子的優點，但過段時日後就會開始講孩子的壞話。雖然大家的嘴上常常說著感謝兒子、女兒好好地長大，但更令人安慰的是，聽到別人的孩子也會把事情搞得一團亂。像瑞玄這樣自學校畢業或休學後繭居在家的孩子，比想像中還要多，儘管長期的繭居是父母最擔憂的事情，但這些孩子並不是都有問題，也不需要將問題全數跟繭居連結在一起。

有一位鄰居A，跟我一樣有三個孩子，我們很熟悉彼此家裡孩子的成長情況，A的大兒子主修西方藝術，從小就有皮膚過敏與怕生的困擾，上了大學雖然沒有出現太大的問題，但總是不愛去學校，經常缺席、跟同學也合不來，所以休學、服兵役、復學又休學，比其他人還晚從大學畢業。現在沒有工作，繭居在家。

還有鄰居B則是為了有暴力傾向的兒子相當苦惱，從國小低年級開始，身為媽媽的B就經常被請到學校去。高中時，B的兒子因為適應不了學校，被強制轉學，最後送去加拿大留學。每回當我問B的孩子過得好不好時，B總是說「兒子一直說要回韓國，但我絕對不允許」。但有一天我在社區的公園看到B的兒子，嚇了一跳，他說他已經回國六個月左右，加拿大的學校是休學狀態。之後聽其他朋友說，B跟兒子之間的關係已經惡化到無法挽回的地步，家裡的情況一團亂。

世界上別人家的孩子何其多，但以我身邊的情況來看，好好長大的情況卻好像不常見。若是詢問「是要照顧孩子？還是要照顧農田？」大家應該都會願意提起鋤頭，俗諺說的確實沒錯。種田種失敗了，雖然會傷心一陣子，但養育子女若出錯，就會留下一生的悔恨。畢竟田裡收成不好還可以怪上天，但關於子女，父母一生都會是罪人。

鄰居A、B，還有我，我們愛護與疼惜子女的心都一樣，只不過在養育的過程中因為不熟悉而犯了錯而已，也有不論父母怎麼撫養都幸運地好好長大的孩子。一旦孩子出現問題，進而引發更大的問題，父母的「錯誤態度」似乎也必須負責任。把孩子的錯誤完全當成父母的問題，直接幫孩子承擔；或是因為對孩子失望，變得漠不關心的父母，這些都算是犯了養育子女的錯誤。

鄰居A因為兒子只待在家裡而傷心，另一方面卻也安心不少，畢竟善良又弱小的兒子在上學期間經常是如履薄冰，看著A因為兒子繭居在家、找回「今日的和平」而感激的樣子，我不知道說些什麼才好。在養育孩子的過程中一直揪著心的那種感受，我懂，因為我也是相同處境，怎麼可能不懂。

瑞玄出院後只待在家裡，也讓我心中的大石放下不少。但瑞玄在家繭居一年後，又出現了新的問題，女兒的「閉門不出」也影響了媽媽，讓媽媽習慣了這樣的安心狀態。直到有一天，每天的行程都相當明確的女兒，在沒有預告的情況下說要出門，就會讓我像是「要送小小孩出門」一樣，坐立不安。女兒要跟朋友出門旅行也會追問「去哪裡、跟誰、怎麼去」，說好聽一點是關心，但任誰看都會覺得是過度保護，這樣能夠承受女兒獨立離家嗎？

「要去學英文嗎？」

「要開車嗎？」

「聽說有個繪本創作者聚會……」

因為不喜歡自己越來越小心眼的情緒，所以一有空就會勸瑞玄「外出」。

我虎視眈眈地走向自己過度保護的心情，就像揉麵團一樣將它越揉越遠、越揉越寬。畢竟瑞玄只待在家裡的話，世界會過於狹小，從結果來看也不是好事，

如果女兒想要穿上運動鞋，我會相信她、目送她離去，禁止過度保護。

27 遵守原則與擁護界線

因為 COVID-19 的影響，我們反覆處於社交距離與生活社交距離的政策之下，高中生一位、大學生兩位，加上一貓一狗，每天都覺得家裡的空氣複雜汙濁。雖然沒有一定要讓家裡人口減掉一人，但我每天上午十一點一定會外出。

每天去的地方都不一樣，跟朋友見面、運動、去圖書館等，或是看電影、買菜、到婆家或娘家一趟。總之，為了身體健康，一天一定會走出家門一趟，這是我的生活頻率。

媽媽是早上五點起床的晨型人，但孩子們不是，甚至還有我起床之際、他們才入睡的情況。瑞玄看著可以不管日出日落入睡的弟弟妹妹，不時會丟出一句玩笑話，說他們能這樣安心地在白天睡覺都是托她的福，因為媽媽厭倦了跟大女兒為了日夜顛倒而爭吵，對於弟弟妹妹很寬容。這話倒也沒錯。

強迫罹患憂鬱症的人做什麼事是不對的，快吃飯、快念書、快起床、快吃藥、要洗澡、快說……不論怎麼看，這幾句話都不是帶刺的話，但對當事人來說卻可能像被刺到一樣，難以承擔。因為他們的情緒處在谷底，除了呼吸，其他全部都是需要努力的事情。思考迴路也都是偏往負面方向，常見的思考模式是「快吃飯？那不是要先起床嗎？好煩，吃什麼飯啊」，這類不可思議的想法。

如果個性很善良，就更糟糕了，一想到「媽媽辛苦做了一桌飯菜，我居然說不要吃，我真的是個壞傢伙」，情況就會惡化。這時，如果媽媽也因為孩子不來吃飯而生氣，真的沒有比這更糟糕的情況了，瑞玄就曾經因為這些事情而不斷拔自己的頭髮，甚至離家出走。

雖然不是說有哪種個性一定會罹患憂鬱症，但一般而言，個性內向、聽到不舒服的言語時會先忍耐的這類人，若是罹患憂鬱症，就真的是「被逮個正著」。

因為憂鬱症已經讓自己身心受苦了，還要時不時地看家人或周遭人的眼色，簡直無比煎熬。

對於受困於憂鬱症的人來說，傷痛容易將人推入無法恢復的地方，只要表現出帶有惡意的表情或話語，就足以傷害憂鬱症患者。

「因為你，我都快活不下去了！」

「連這個都不會？這個而已耶！」

「我看你是做不到。」

跟瑞玄處於不斷吵架的時期，我經常使用這種地毯式轟炸的方法，還有最後的必殺絕招，就是：

「我是沒關係啦，你自己決定。」

瑞玄不去補習班、人間蒸發時，拿到啼笑皆非的成績單時，時不時就弄丟眼鏡、隱形眼鏡、錢包時，還有貼著牆壁躺著、整天動都不動時，我總是會不斷說出讓女兒更傷心的話語。若有人對我說那些話，我肯定會非常難過，現在想想當時的自己真令人無語。隨意地干涉與說出無知的話語，最後丟出一句「你自己決定」，那不就代表如果真的讓她自己決定，根本不可能做到。我好像懂了為什麼瑞玄對我的「心理操縱」那麼生氣的原因。

與憂鬱症患者瑞玄生活在同一空間，時而會有如履薄冰的感覺，要小心翼翼、集中精神，但不論怎麼努力，打破安穩也不過是時間問題。當然為了確保安全，細心努力是必備的，**首先，最好讓她依照自己的生活頻率吃飯、睡覺、起床**，一旦強制挖她起床，一兩口飯配上憤怒，然後再度跑去睡覺的話，根本就沒有意義。

對於彼此之間的約定，要以較為寬容的心去看待。舉例來說，已經預定好電影票，差不多要出門的時候，如果瑞玄毫無理由地說不去，也不要因此鬥嘴。但說是這樣說，我有時還是會氣不過地說「不想去就早說」。

當我氣憤地說出這句話時，就會聽到「如果是捨不得訂票的錢，我給你不就好了」的回應，這時若是落入心理戰，情緒反而會受到影響，還不如抱持著「是啊，因為你有憂鬱症啊」的想法，放下一切為佳。但如果是醫院約診、家族聚會等正式場合，通常只要事先多次提出要求，順利成行的機率就比較高。反覆越多次，洗腦的效果就越好，**當一個人意識到事情的重要性時，相對地擁有更強的責任心**。

一般情況下，我都以瑞玄有憂鬱症為藉口睜一隻眼閉一隻眼，但也有難以找到平衡點的情況。瑞玄有拖延收拾的傾向，對於有點整潔強迫症的我，以及認為越髒亂似乎越有靈感的瑞玄，「打掃」就是我們之間的戈耳狄俄斯之結（Gordian Knot），這不祥的預感不論是昨日、今日，就連明日也是，沒有比「打掃」更難找到完美對策的事情了。

瑞玄偶爾也無法接受身為媽媽的我，時常會出現不願意配合的行為。雖然很不容易，但這時要堅定地設定原則與界線，**不能因為瑞玄有憂鬱症，就讓瑞玄所有的話語跟行為都有了免罪令牌**。例如，因為不能按時繳交手機費而被停話時，如果瑞玄願意，我可以代為繳納，但是要從下個月的零用錢扣除。

還有，這雖然是理所當然的事情，但**罹患憂鬱症絕對不是變成「怪物」**，如果好好說，瑞玄是聽得懂的，只是過於敏感的個性導致她容易受傷而已。過於敏感的他們，其實很容易看出他人努力地不想帶來傷害，而且他們很懂得感謝。人與人之間要遵守的禮節，也適用於憂鬱症患者與其家人之間，不要求對方依照自己的想法，一同建立並遵守規則，不要隨意越界，只要做到這些就夠了。

「瑞玄的心裡話」

小時候我很不喜歡、也討厭事事干涉的媽媽，
不過隨著時間流逝，漸漸理解媽媽了。
然而當我覺得不是媽媽的錯時，
反而會討厭起自己，
覺得與其讓媽媽難過，
不如我死了會比較好。

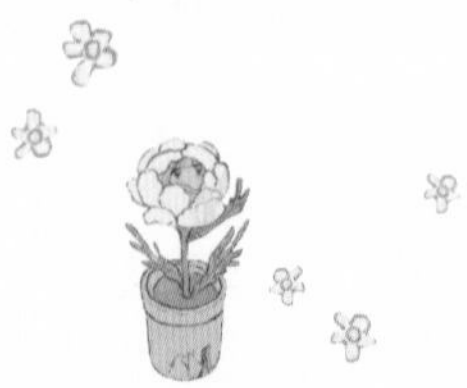

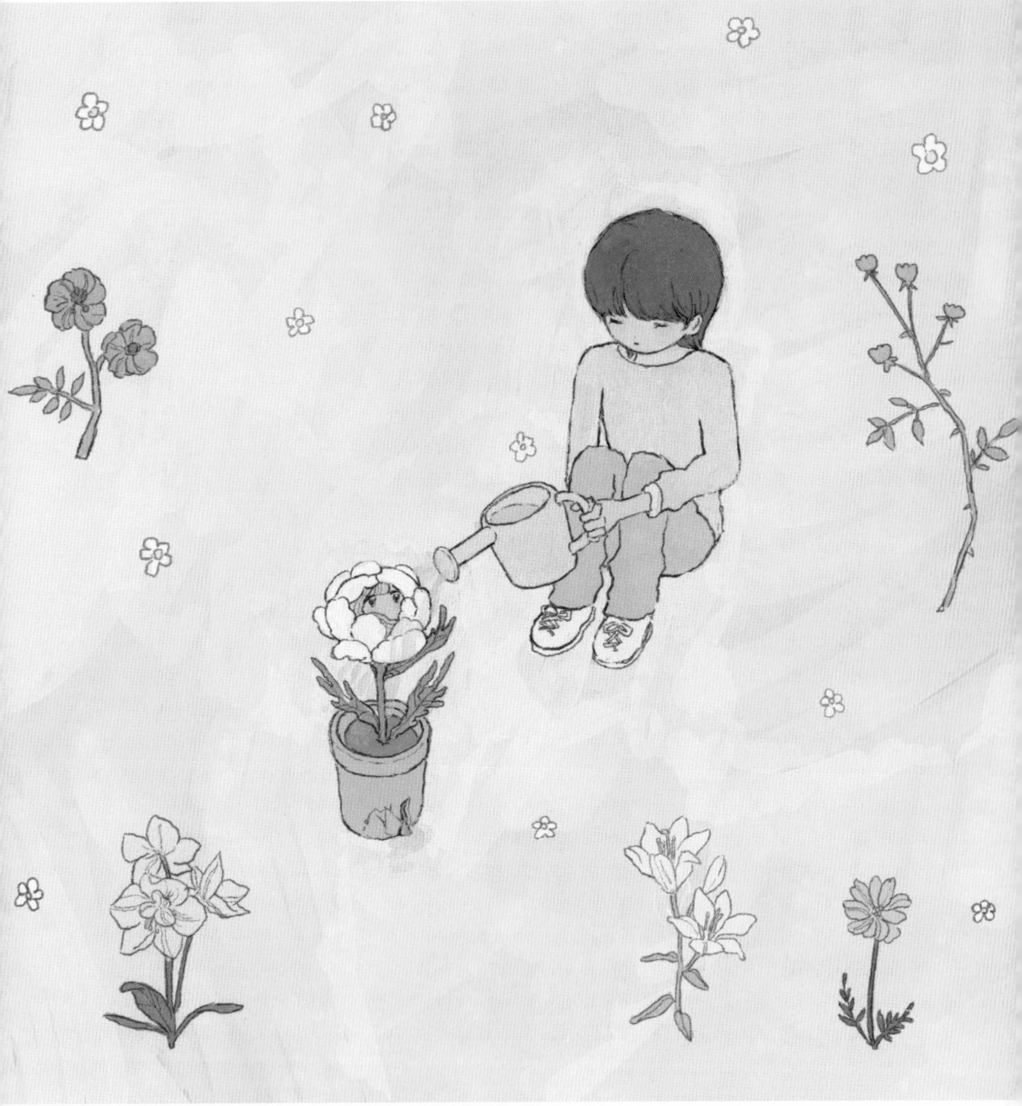

28 不要一同搭上情緒的雲霄飛車

人生第一次搭上救護車的時間點是去年晚春，不知不覺又再一次回到那個季節了，寫下這些文字的時候，恰巧就是「下定決心那一天」的一年後，天氣就和那天一樣晴朗，但我們的生活卻因為新冠肺炎（COVID-19）的襲擊而變得截然不同。瑞玄跟我的關係也逐漸改變，瑞玄出院回到家後不久，我曾擔心到猶豫著是否該陪瑞玄去上廁所，如今我們兩人看起來都很希望對方出門。

瑞玄目前暫時還沒有要回學校，我尊重瑞玄「還有要收尾的事情、還沒有自信」的說法。不久前跟主治醫師諮商時，醫師說：「若要準確判斷瑞玄是否復原，就要先讓瑞玄回歸社會生活。」所以服用抗憂鬱藥物的時間要拉長。

瑞玄一個月會見一次主治醫師，進行簡短的諮商、開藥。她接受治療後不曾換過藥物的種類，沒有太大的藥物副作用，但依賴性越來越高也是無法避免的情況。

每週還會有一次跟精神科其他醫師的五十分鐘諮商治療，他們聊了些什麼我不知道，每當我問「跟醫師談得如何？」時，瑞玄總是笑笑地不回答。但每次諮商結束後，瑞玄都露出開朗暢快的神情，我的心情就會輕鬆許多。

「今天醫師好像覺得我有點不誠實。」

因為我不想干涉瑞玄的諮商治療，所以只有回一句「怎麼不誠實一點呢？」但其實人人都會有想隱藏的祕密，只不過精神科醫師的銳利之眼會發現這部分吧。

「我說今天跟媽媽吵架的事情，醫師問我聽到媽媽那樣說的時候心情如何，我覺得醫師好像站在我這邊，很開心。」

我不知道聽到媽媽「那樣說」是指什麼，但看到瑞玄開心我也開心，但不知為何，也有點心虛，好像是「作賊心虛」的感覺。

瑞玄與我之間的各種紛爭依舊沒有盡頭，其中包含許多連一丁點都不願意回想起來的日子，真心希望可以把這些沒用的記憶統統打包綁緊，丟進垃圾桶。

高一時的瑞玄引發許多難以理解的問題，在找不到原因的情況下，只能歸咎於青春期。我老是期待著她的學業、生活、性情都可以順利地度過這個噩夢階段，但今天總是比昨天更糟糕，媽媽與女兒始終處於激烈的爭執中。某一天，我們陷入互相詛咒的情緒中，瑞玄哭喊說：

「不要這樣，直接打場架還比較好，我一定會用力地打媽媽！」

別說打架這種花言巧語了，那天的我就只想要嘲笑瑞玄。緊閉房門的兩人搞出來的這一切沒有孰是孰非，就只是揮舞著生疏的防禦機制，承受著痛苦與自以為是的回擊而已。

當尖叫、嘆息與淚水氾濫的情緒雲霄飛車終於下降時，剩下的只有悔恨，真的只有悔恨，試過就知道（說是這樣說，但如果真的嘗試……）。

回顧當時的記憶，就算重新來過也是無解，不論是在房外恐懼哭泣的老么、還是突然到處整理房間的老二，或是晚歸卻不站在任一方那邊、也不聽任一方說法的先生。記憶中只留下了受害者。

實在是後悔莫及，再加上連吵架的原因是什麼都不記得，就更加後悔，脫口而出的情緒化言論，已經造成不可挽回的印象。當瑞玄處於情緒龍捲風的時候，就不能安靜地放她一個人嗎？從房間走出來之後，若能先深呼吸，就可以避免那許許多多「痛心」的瞬間。與情緒瞬間爆炸的孩子一同自暴自棄的行為，如今只留下悔恨。

瑞玄有些行為會讓我覺得好像是情緒障礙，她不像綠巨人浩克會警告「不要讓我生氣」，也不會身體突然長大、衣服突然裂開，想要事前預知、提前準備都不容易。

但仔細想想，讓瑞玄憤怒爆炸的主要人物，在家裡就是媽媽，而且瑞玄與我在一起的時間最多，所以這麼說來，我就是讓瑞玄生氣的主因嗎？當瑞玄再度回到家裡時，我也最擔心這一點，所以才會自己訂定幾個簡單的原則，用丹田呼吸、辯證行為治療（Dialectical Behaviour Therapy）與暫停思考幾分鐘等，在實際情況一點幫助都沒有。

總之要先迴避，只要做到「現在你的心情不好，我們之後再說好嗎？」即可，一般情況下，瑞玄大約有九五%的機率會抑制自己的情緒，若按照「發神經總量法則」，還是有五%的機會出現爆發性的憤怒，這時去計較是非對錯，根本沒有任何幫助，只會讓關係變糟糕，以及讓彼此接下來幾天都不開心而已。

輕率地一起搭上情緒雲霄飛車，對於憂鬱症治療完全無益，偶爾需要迂迴的智慧，雙方應該在好躲藏的房間裡平息心緒，然後就會收到訊息：「媽媽～我好像太專注於我自己的想法，對不起……睡不著的話，要不要一起看電影、喝啤酒呀？」不要想著輸或贏，先避開才是上策。

29 是家人，才要有距離

COVID-19依然在全球盛行，不知何時會到盡頭，很多人都已經進入厭惡社交距離的階段，我也是，不過在社交距離跟生活社交距離的交替之下，還是有一些無可奈何、越來越近的距離，那就是家人之間的距離。學校延後開學、網路課程、在家工作、學校關閉、各種設施紛紛禁止進入，讓全家人都必須回到家「群聚」。平時以忙碌為藉口，幾乎都忘了彼此臉龐的一家大小突然聚集在一起，絕非什麼美好的事。

因為社交距離的限制，統統退回家裡的家人們，心理壓力非同小可。打掃、洗衣、煮飯都是我的工作，對於毫無休假的團體生活相當不滿，孩子們（除了老三）隨心所欲地過日子，但畢竟都是大人了，對於媽媽「快起床」、「快吃飯」、「快打掃房間」等地毯式轟炸的嘮叨，看起來都有很多意見。先生就只擔憂著 COVID-19 大流行造成經濟困難，心情無比沉重。這樣一來，全家不管在心理上、物理距離上都成為密切的接觸者，若不想消耗彼此的期待，「保持距離」是此刻最需要做到的事情。

人生就是時機，我們家的家庭旅行不算少，但都不是時候，第一次與瑞玄兩人去日本玩也是，正值韓日關係一天比一天緊繃，我們也因此苦於看人眼色，但總之我們平安地玩回來了。在瑞玄將近一年的自主放假之後，接著是弟弟妹妹的寒假，冬季宅在家的時間太長了。迫切地好想出遊，哪裡都可以，想搭飛機，而且不在乎旅遊經費，但各種考量之下唯一的選擇就是鄰國日本，比其他國家還便宜的機票與優惠住宿真的很棒。這一次差點被 COVID-19 限制住了我們的腳步，好在我們早早收拾好了行李。

除了溫泉，沒有任何行程，一到住宿地點後就馬上去找地獄溫泉，太陽下山、天色漸暗，眼前都是水蒸氣的地獄，根本沒心力想到不見人影的瑞玄。等到我開心地泡溫泉、休息、泡溫泉、休息後發現，瑞玄坐在入口處。

「媽媽，我不能泡溫泉，他們說有刺青不可以泡。」

又不是在背上刺了飛龍在天，這程度的刺青也要擋，真是搞不懂日本人！因為好像只有我們自己泡得很開心，有點抱歉地不斷叨念，咦！那是什麼？瑞玄的手臂上居然有一隻貓刺青，我還是第一次看到，根本沒有出門的瑞玄到底什麼時候又去刺青了？十個人守著還是守不住小偷，現在的我就是這種感覺。

隔天早上，不管三七二十一地用貼布把瑞玄全身上下的刺青都貼起來，然後去泡溫泉，接著——

「鏘鏘！」

泡完溫泉後，瑞玄全心全意地打扮，穿上飄逸的荷葉邊雪紡衫，戴上、夾上、貼上一串串的東西，然後再度拿下來，花俏地準備要出門。這是因為，除了溫泉不要有其他行程的瑞玄，額外加上了三麗鷗彩虹樂園的行程，那裡是以凱蒂貓為主題的主題樂園，比起凱蒂貓，瑞玄更喜歡美樂蒂。我們搭上接駁車轉地鐵與巴士，終於到達三麗鷗彩虹樂園，瑞玄飛快地往售票處走去，看著瑞玄這個樣子的老么說：

「我第一次看到大姐走這麼快！」

是啊，還真是少見的情景，我也馬上打開照相機留下瑞玄的身影。其實，家人當中只有瑞玄會對過時的遊樂器具，以及一間間為「瘋狂粉絲」開設的商店感興趣，可是看著弟弟妹妹二話不說地跟瑞玄一同前往，讓我心頭一熱。他們平常根本連彼此的手機號碼都不知道，即使他們知道瑞玄罹患了「心的感冒」，依然不動聲色地在決定行程與餐廳時，採納瑞玄的意願，我內心真的很感謝他們。

在充滿冬季氛圍的三麗鷗彩虹樂園裡，我們五個人度過了一段偶爾分開玩、偶爾一起玩的時光，一家人一起玩遊樂設施，取代拍攝看似和睦的全家福照片。

相較於一起玩樂，若每個人都能依照各自的方式變得幸福，就是最棒的方式，珍惜彼此、支持彼此、愛著彼此，似乎就能走長長的路。好像有點散漫，**但我認為「不太遠」的距離，應該就是適合我們家的「愛的模樣」**，在這個到處都需要保持「安全距離」的時代，因為是家人，所以更該保持距離。

《蒙上你的眼》、《星際救援》

全家到日本旅行的時候，我看了兩部電影。《蒙上你的眼》（*Bird Box*）是從福岡搭巴士前往溫泉區別府的路上，用女兒的螢幕看的。

創下網飛電影開場最高觀看紀錄的《蒙上你的眼》，描繪一場人們只要看到「它」就會自殺的生死戰，若要問「它」是什麼，我也不知道。但只要看到它的人，就會陷入瘋狂的悲傷（而非恐懼）中，以凝結的表情死去。

演員們「遺留下悲傷的臉龐」令人印象深刻，其中以珊卓·布拉克（Sandra Bullock）的表現最為優異，因為她與其他演員不同，我們無法看到蒙著雙眼的她瞳孔中的悔恨神情。電影本身有點波折，但看著她帶著悔恨、悲傷、後悔和懇切的情緒，不斷要孩子不要張開眼睛、不要拿下蒙眼布的場景，真的一點都不浪費時間。電影的開頭，繭居在家的珊卓·布拉克所罹患的疾病是「憂鬱症」，這不算劇透吧？

由布萊德·彼特（Brad Pitt）主演的太空科幻片《星際救援》（Ad Astra）是在飛機上看的。五十分鐘的飛行時間，在不知道故事情節、沒有耳機的情況下，只覺得場面相當浩大，因為沒有聲音的關係，反而可以簡單地觀賞。

這部電影講述一名太空人為了找尋父親，而飛到了遙遠宇宙的故事。不知道說出來你們信不信，看到布萊德·彼特回到地球那一幕時，我所搭的飛機也正好降落仁川機場的跑道上，沒有比這更真實的4DX了。雖然不是受到電影中「幫深愛的人拿部分行李、也將自己的部分行李分享給對方」的主角影響，但我下飛機時也將一部分的行李交給先生，好輕、好開心。不論是痛苦、還是行李，只要與他人分享，就會變得越來越小的感覺。

30｜網路成癮和現實世界

就像身為媽媽的我對咖啡因成癮一樣，新世代的瑞玄也對「網路咖啡因」成癮，剛好 KakaoTalk、Facebook、Instagram 的第一個音節組合起來就是「ca-ffe-ine」，不知道是誰想出了這個簡稱，但就語言象徵性來說，這個簡稱真的太棒了。

瑞玄日夜顛倒的生活已經持續了一段時間，背後原因正是智慧型手機，我記得是瑞玄讀高中時，開始熬夜徘徊在「智慧型」的網路世界，到學校睡覺、放學後在美術補習班畫畫，回到家瞇一下子後又開始熬夜。大學入學考試結束後，我們有針對這個問題好好聊過，但依然沒有找到解決方式，結果，瑞玄的大一時期就在睡夢中度過。孩子日夜顛倒的睡眠模式，對媽媽來說是萬惡的根源，究竟那巴掌大的智慧型手機是有什麼魔力，可以讓人這樣毫不厭倦地看了又看、看了又看？

在瑞玄住進精神病房時，我以為智慧型手機一定會在沒收清單之列，不幸的是，智慧型手機是可以使用的物品（但筆電不行）。當時，除了年長者，所有患者幾乎都「鼻子貼在智慧型手機上」，讓我相當訝異，就算坐在運動器材上面，也是毫無靈魂地踩著器材，眼睛直盯著智慧型手機。

智慧型手機的濫用問題——當然這是我個人的想法——不只發生在瑞玄身上，瑞玄的弟弟妹妹也都是智慧型手機重度使用者，就連我自己拿著智慧型手機的時間也逐漸增多。旅行時，一家人坐在餐廳吃飯的話，也會突然冒出「這是怎樣？」的念頭，抬頭一看發現大家都像殭屍一樣低頭看手機，整體氣氛看起來是就連問「點心要吃什麼」，都用群組訊息問比較快。

不只有我們家孩子把手機當成寶貝一樣地捧在手心，幾乎每一位鄰居媽媽都說過「我家孩子應該是智慧型手機成癮」之類的話，社區裡書念不好、到處惹事的孩子若成為話題人物，十之八九也會被說是「因為他們愛玩智慧型手機」。

瑞玄似乎花了相當多時間在看網飛與社群網路，但說真的，我也不知道網路世界具體是在做什麼、要怎麼用。若我稍微顯露出干涉「上線」的舉動時，瑞玄就會生氣，或是採取防禦的對抗姿態。記得在瑞玄念大一、開始進行精神科治療時，主治醫師說**瑞玄的憂鬱症與「過度使用社群網路」無關**。

事實上，憂鬱症與網路成癮一直以來背負著互為因果的惡名，就好像同時吃到會相剋的食物。在瑞玄眼中，一天的二十四小時就如同橡皮筋一樣長，她有時畫畫、有時跟貓咪洗髮精一起玩、有時睡覺，此外的時間，就是跟智慧型手機黏在一起，而越是如此，身為媽媽的我就越擔心瑞玄會無條件接受網路上流傳的「小道消息」——煽動自殺、提供自殘和自殺的方法、或是散布減肥祕方的網站，都屬於我的警戒範圍首位。

瑞玄嘗試自殺那一天，讓我驚訝的是瑞玄的行為經過了周密的考慮，那些足以提高成功機率的事前計畫，我覺得絕對不可能是她自己想出來的。認真想想瑞玄過去的行為，令人不得不懷疑瑞玄對死亡的錯誤幻想，就是來自於那些網站的扭曲想法。

但我沒有權利以瑞玄罹患憂鬱症為由而不讓她使用網路，因為對於瑞玄這世代的人來說，社群網路是他們與這個世界溝通與交流的「平台」，也是見面的場所。而且，若不在網路上環遊世界，那些時間又能拿來做什麼更好的活動呢？可是又不能將瑞玄與網路的蜜月關係視為太平無事，真的是很頭痛。

我最希望的是瑞玄可以稍微修正一下她的睡眠模式，最佳策略是儘量避免在深夜或凌晨時段玩手機遊戲，嘗試吃醫師開的安眠藥，進行調整。但可能是身體已經習慣的關係，只要稍不注意，她又會回到夜貓子狀態，令我束手無策。我也會勸她在我們一起散步、煮飯、看電影時，不要過度使用智慧型手機，不過她當作耳邊風的時候比較多，儘管如此，內心還是抱持著希望她能夠冒出「我是不是用太久了？」的想法。

最近去醫院的路上也提起這件事情，瑞玄好像不太認同，在我眼裡是「網路成癮」，瑞玄卻說不是這樣。在現代小孩瑞玄的眼中，媽媽就像是不僅不懂、又愛指責的「老屁股」一樣，然後我不放棄地加上一句：

「知道了！知道了！但不要忘記可以享用溫暖一餐的地方，不是那裡，而是這裡。」

31 我最喜歡的事情

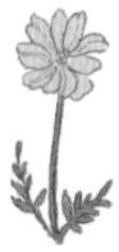

那天是瑞玄去精神科的日子，明明冬天過了一半，前一天卻下了整天的雨。有首歌叫做〈冬雨〉，聽說冬天只要下雨就會越來越冷，但這說法好像已是二十世紀的傳說。整夜的雨不僅沒有讓天氣變更冷，也未見轉為下雪的跡象，依舊不停地下著雨。

「年紀大了之後，就不太喜歡下雨天。」

開車前往醫院的路上我這樣說。

「真希望春天快來！」

看來年紀不太大的女兒，也跟我差不多想法。

「是啊，在溫暖陽光下散步，略微出汗的狀態最棒了吧？」

瑞玄點點頭。

「媽媽大概是來不及了，你以後想要去那種地方生活嗎？」

「那種地方？哪裡？」

這個嘛，也許要真實生活過才知道吧。

「加利福——尼亞？」

聽說多晒太陽對憂鬱症有益，雖然只是隨口說說的一句話，但似乎還不錯。

看來下雨天不只讓交通堵塞而已，醫院門診的病患與家屬比平日多，瑞玄等了快一個小時才進到診間，然後三分鐘就結束。一個月一次的門診，等了一個小時卻只有三分鐘的諮商，感覺好像賠本生意一樣，不知道醫師有沒有好好地看瑞玄。

第一個行程就拖延了不少時間，內心有點忙亂，看了一眼時間發現已經是午餐時間了，我和瑞玄一起到郵局寄出陸續完成的插畫展訂單包裹，買好目前放寒假在家的孩子們的午餐，送瑞玄回家，然後再驅車前往汝矣島。幾年間接受了數次膝蓋與髖關節手術的婆婆，因為沒有站穩再次跌倒，從年初就一直在醫院接受治療。但今天找不到適當的停車位，不停在醫院跟六三大廈之間徘徊，本來想停在對面公寓的免費停車場，又怕被警衛罵，只好咬牙將車子停在收費停車場。

探視完婆婆後，突然覺得我好像是泡菜當中的蔥泡菜一樣，認真說起來，雖然婆婆的身體狀態不太好，聊起天來卻讓人心情愉悅，一點都不累。唯一有問題的就是整天都是義務行程。從醫院出來大約四點半，如果運氣好避開下班尖峰時間，到家也要馬上開始準備晚餐，還要載瑞玄去上美術家教，因為那一帶不好停車。一天都沒了的感覺。

「若需要收據，請按下確認按鈕。」

停車費不便宜，機器要我做出選擇，但因為我正在開啟地圖 APP，稍微慢了一點，機器再次出聲：

「若需要收……」

「我有聽到啦！幹麼一直講！」

在機器前生氣的我，正常嗎？

人生原本就由酸甜苦辣組成，將所有滋味濃縮在一天之中，若能多加點甜味，應該也會比較輕鬆。不過這一陣子確實事情很多，為了準備農曆過年超級忙碌之外，又要帶自己的媽媽往返急診室跟病房之間，還有我自己的甲狀腺機能低下與拖了一個月還不見好的胃炎，真的是很討厭。本來是長工體質、健康寶寶的身體，此時讓我感到相當陌生，我想我需要轉個彎。

隔天早上，我跟孩子們宣布除了帶外婆去醫院，其他工作統統罷工。

「媽媽，你要做什麼？」瑞玄這樣問。

「追星。」

今天是《星際大戰：天行者的崛起》（*Star Wars: The Rise of Skywalker*）的首映日，孩子們知道媽媽長久以來的人生電影就是《星際大戰》系列，認定我一定會自己去電影院。雖然不可能像《真善美》（*The Sound of Music*）的女主角茱莉・安德魯絲（Julie Andrews）一樣高聲歌唱「my favorite things」（我最喜歡的事情），但我也有長長的「最喜歡的事情」名單：夏日跟狗狗索爾去湖水公園散步、喝著事先買好的啤酒、看夕陽、到百貨公司隨便逛逛、到社區圖書館看一輪雜誌、在澡堂無所事事地入睡、一個人看想看的電影、在Outlet不用在乎任何人臉色地盡情試穿衣服。

為了照顧家人，或是為了瑣碎的義務而疲累的身心，急遽地累積壓力、越來越憂鬱，或許不只我有過這種經歷。這時，**建立一個專屬自己的最低限度安全網**，就是必須要做，而且對自己很有幫助的事情。

下個星期天，我問瑞玄要不要跟我再去看一次電影時，瑞玄問我：

「媽媽為什麼喜歡《星際大戰》？」

「你為什麼喜歡《哈利波特》？」

「因為喜歡魔法。」

「那我就是因為喜歡原力（the Force）。」

因為人生電影而心情變好的我，補充說：

「我喜歡為了找尋自我而前往遠方的故事，可以走到宇宙的盡頭。」

「媽媽也想要去遠方？」

我沒有回答這個問題，現在住在房子一隅的瑞玄，總有一天會想要去比加利福尼亞還遠的地方嗎？我內心強烈地盼望：「如果那一天來臨，願原力與你同在。」

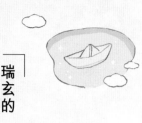

瑞玄的心裡話

跟媽媽一起走過的那些日子，
有留下美好的記憶。
一起旅行、看電影、
分享有趣故事的那些日子。
就像相簿中的照片一樣，日後回想起來的話，
應該可以成為我勇敢和堅強的力量，
我好感謝為我累積這些記憶的媽媽。

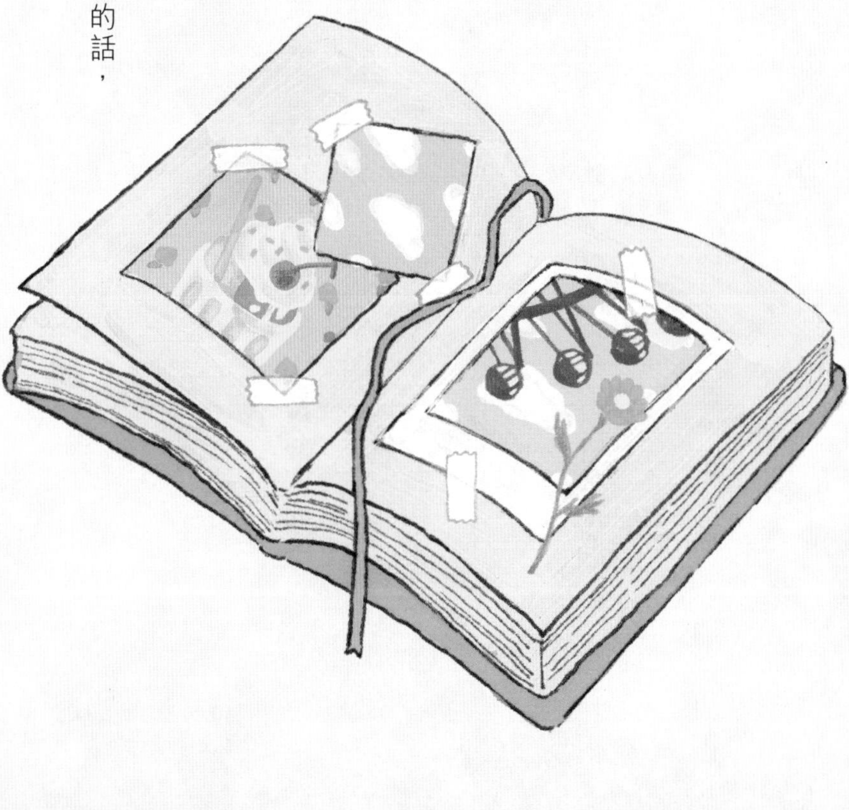

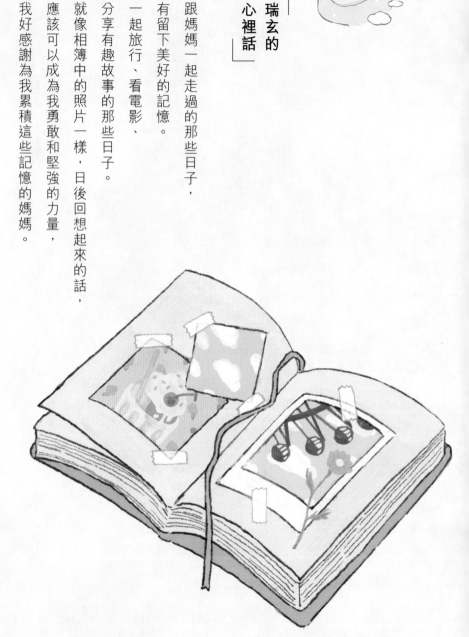

32 有用的小事

瑞玄進入大學，首度被診斷出有憂鬱症與恐慌症的那個時候，從幾個面向來看都比現在還要辛苦。我隨時都要和不肯去學校、會生氣跑出家門、吃飯跟睡眠時間都是災難等級的瑞玄進行情緒心理戰，真是不知該怎麼辦才好；同一時期，公公做了心臟手術，我自己的媽媽也住院，沒有平靜的一天，每天都處於胃酸不斷湧上來的局面。

每件事情都令我煩悶和憂鬱，讓我越來越不喜歡與人見面，我退出原本很熟識的群組、不去運動、放棄學英文，迴避不談女兒的憂鬱症，只是和人說長輩們的身體欠安。那時我的心情雖然很矛盾，卻也不是不能理解，總之若再回到當時

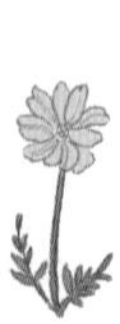

的情境，我也不敢保證我會有不同的作為。

「心的感冒」這個詞是迂迴的說法，憂鬱症在精神科的診療紀錄中被記為代碼F（精神與行為障礙）的疾病，在這個將「精神支配肉體」當成美談的社會，女兒的精神疾病比父母的身體病痛更讓人難以接受、更痛苦。

那時，我的生理與心理都相當痛苦，經常會想起我刻意斷絕關係的鄰居與朋友的臉龐，如果我可以誠實說出我的情況、接受他們的安慰，現在應該會與他們更為親近的那些臉龐。

若再度回到那個時間點，在瑞玄「決心要死」且付諸實行的去年初夏，我依然會更擔心娘家媽媽而非女兒，我的媽媽長久以來深受各種病痛之苦，那年三月做了人工膝關節手術，手術的結果不差，但好像直接喚醒了媽媽體內的疾病細胞似的，從眼科、牙科、復健科、關節炎，再到失智、妥瑞症等神經系統疾病，為了遏止疾病四處擴散的情況，媽媽與身為主要照顧者的我巡禮了四間醫院與八個科別。

瑞玄住院的精神病房與媽媽動關節手術的醫院是同一間，所以我早上九點半跟媽媽到整形外科，十一點就到同一棟建物的樓上看瑞玄，下午再次與媽媽到其他醫院的牙科，到了瑞玄下午的探視時間又回到醫院，真的是疲累到無法言喻的行程。

媽媽的診斷結果為初期失智，因為手術後出現譫妄症狀，所以經常反反覆覆的媽媽，曾在某天凌晨突然打電話來說：「你爸把我的錢都偷走。」那天，我來到年邁父母的家，跟父母說出這段時間一直隱藏沒說的瑞玄的疾病。

「媽，瑞玄要尋死，剛剛我們叫了一一九，把她送到急診。」

「Oh, my God...」

媽媽的嘆息聲不斷，分不清楚她是說「Oh, my God」還是「Oh, me God」，看著因為妥瑞症狀導致顏面肌肉無法準確活動的年邁媽媽，突然覺得好像不應該跟媽媽說這件事，但又能怎麼辦呢？

「對瑞玄好一點。」

媽媽是從我護著瑞玄的表情與言語中感覺到事情的嚴重性嗎？短短的一句話，沒有再追問情況的爸媽，給予我極大的安慰。自那天後，媽媽依然與我一起進行醫院巡禮，但跟主治醫師商量後，可以進行共同會診，所以往返診間的次數縮減許多，不需要跑到綜合醫院的一般診療可以在爸媽家附近的診所看診，需要我陪同的次數就會少一點，至少我可以略微喘一口氣。

正如同決定待辦事項的優先順序一樣，跟鄰居、朋友的關係也需要整理一下。當瑞玄再次陷入危機狀態時，其他事情全部移到「第二順位」，但我還是有幾位不想斷了聯絡的朋友，所以誠實地跟他們說了瑞玄目前的情況。他們都沒有追問瑞玄怎麼了，反而是在聊天群組中給了我許多安慰與溫暖話語。

「不用回覆也沒關係，但需要幫忙一定要說。」

「不要一個人撐著，想去散步或是買東西，就跟我們說。」

「有我幫得上的部分要聯絡我。」

這些其實沒什麼，但朋友跟鄰居向我伸出的援手，對我來說極具意義。雖然期待自己的人生不需要依靠任何人，但總是無法盡如己意，就像我們會靠在牆上、沙發上，也會依賴雨傘、先生、朋友、鄰居，甚至是索爾，**還好我有許多可以依靠的人、事、物，才能長出繼續前進的勇氣。**

33 對話的力量

經過一年的治療，醫師說瑞玄的藥量可以減半，有一種努力就一定會有好成績的感覺，但不能因為狀況好轉就隨意斷藥或疏忽治療。**在治療憂鬱症時，一個階段的終結一定要與專家商議後決定**，這是我透過經驗領悟到的事。

回想過去瑞玄的情況，如今瑞玄的身心都更加健康，看起來也好好的，但沒有辦法說折磨瑞玄的憂鬱症已經毫無痕跡地消失了，加上瑞玄服藥的意志較弱、睡眠時間不規律、焦慮的敏感度依舊很高，例如就算天氣很熱，電風扇也不能開到微風以上，因為擔心電風扇開一整晚會爆炸，她對許多事情的不安都到了不合理的程度，所以日常生活不太可能真的很平穩。

然而，她對於畫畫工作的意志力與執行力相當高，就像最近要在弘大附近的 Kidult Shop 舉辦一個小型展示會，瑞玄正輪流往返於水粉畫與 iPad 繪圖板之間。

「瑞玄啊，你怎麼知道你的憂鬱症好轉了呢？」

「就是知道啊，媽媽，只要按時吃藥，某一瞬間就會有腦中的霧氣漸漸散去的感覺。」

憂鬱症漸漸好轉的原因，瑞玄本人認為第一位是「諮商與藥物」，我從旁觀察是覺得安定的環境與周遭人的關懷最重要，不過這被瑞玄排在第二位。總之，憂鬱症症狀在超過某一臨界點（改變某種物質結構與性質的溫度與壓力）時最為急迫，這時就必須由專家介入治療。憂鬱症診斷後的這三年間，瑞玄的憂鬱症就在好轉、又變壞的過程中反反覆覆，最終到了「下定決心的那一天」，不知道是否該從這裡找尋原因，若說途中隨意中斷治療是第一個錯誤，休學期間以為症狀好轉而放鬆警戒就是第二個錯誤。

憂鬱症是心的感冒，但不知道為什麼就是不會產生免疫力，而會有第二次、第三次的復發。再加上可能會出現與前次不同的症狀，不知道到底會發生什麼，會有多嚴重、多危險的大浪席捲而來，我認為與其習慣到變得麻木，**還不如將她視為憂鬱症的「帶原者」，隨時注意她的情況最好**。

瑞玄每週五下午五點半都會跟心理諮商師見面，我想瑞玄一路都沒有放棄、持續最久的事情當中，應該包含了心理諮商。當然瑞玄也不是一開始就如此積極地進行諮商，三年前被診斷為憂鬱症與恐慌症時，一週會有一次二十分鐘的諮商，並開立藥物處方，但諮商還沒滿兩個月，就無預警地更換了主治醫師。

在諮商者（醫師）與個案（瑞玄）最需要交流共鳴的情況下，沒有經過雙方同意就提前終止諮商，會帶來負面的效果。

更換後的醫師非常強勢，所以瑞玄無法安心地諮商，充滿不安與焦慮。加上治療的動機微弱，沒有按時服藥會跟媽媽產生衝突，又因為藥還有剩而沒有固定回診，這樣的惡性循環持續了一段時間。

最後，瑞玄以她特有的跳躍式邏輯說：「我才不是什麼憂鬱症，不是憂鬱症，所以不用吃藥，也不用去醫院。」對於治療逐漸怠惰，最後只留下對藥的抗藥性，以及對精神科的負面印象，又因此跟媽媽的意見不一致，導致關係惡化，嚴格來說是處於不肯治療的狀態。

我說服對精神科感到負擔的瑞玄去家附近的心理諮商中心，因為瑞玄的狀態依然很不穩定，心理諮商中心那位老師不僅有出書，也經常出現於電視節目，是一位相當有名的老師。可惜瑞玄在那邊依舊不願意打開心房，有時老師會就與瑞玄諮商的狀態，給我一些建議。令人無言的是，十萬韓元的諮商費用就在每一次無法觸及核心的「浮雲對話」中虛度，徒留時間飛逝的荒唐感。瑞玄則是認為心理諮商師不喜歡刺青與同性戀（但這始終是瑞玄的猜測）、勸導患者信仰特定宗教，由於她不喜歡這位諮商師，這次的諮商維持不到四個月。

住院又出院之後，瑞玄再次走上心理諮商的「歪路」，每週一次的諮商總是遲到、甚至缺席，不過這一次負責瑞玄的諮商師會打電話給瑞玄、瑞玄若不接就打給身為媽媽的我，確認下一次諮商時間。諮商師當時說的話，我至今依舊印象深刻，諮商師強調：「如果瑞玄本人不想要諮商，不諮商也沒關係，但要結束諮商，必須由諮商者與個案面對面討論決定。」可能是諮商師堅持這原則的關係，目前瑞玄已經諮商超過一年，持續進行中。

瑞玄目前是接受「心理動力學」（Psychodynamics）的心理治療諮商，以人們無意識的想法與感受（對自己）所產生的影響為基礎的對話治療法，治療目標是透過與諮商者的關係，引領個案學習如何控制自己的心緒，諮商者做為個案的支持者，協助改變習慣性的想法與行為模式。

瑞玄說：「一開始覺得老師好像站在我這邊，真好！但最近我連內心深處的想法都在不知不覺中說出口，總有點冒冷汗的感覺。」看來諮商者跟個案之間也會有這樣合拍的情況。

34 扭轉死亡的勇氣

那是三十年前的事情，父親故鄉友人的兒子K因為大學入學考試的關係，拜託我帶他參觀學校，我只記得許久前看過他一次，對我來說也算是弟弟，因此無法拒絕。

跟K一起在天安附近看學校的過程，讓我全身肌肉異常緊繃，不知道是不是因為他長年都待在家裡的關係，說話聲音小到要用擴音器才能聽得見，完全不敢與我對視，小心翼翼地說著每句話。讓短暫與他接觸的我心想「這樣的孩子能適應學校生活嗎？」不過後來我就忘了他。

後來過了許久，父親再度提起該位友人時，我已經開始工作。爸爸說K的父親過世了，而且是喝農藥自殺，這消息讓我相當衝擊，據說是因為休學回到家的兒子「精神有點問題」都躲在家裡，因此動不動就會跟兒子吵架，那天在一氣之下選擇喝下農藥。整件事情都讓我不可置信，兒子精神有問題的話，應該要帶去醫院才對，怎麼會放置不管還喝下農藥呢？

雖然過世的親戚長輩很可憐，但我覺得一生都會背負是自己造成父親死亡的K也很可憐。再一次想起K，就是瑞玄住進精神病房之際，我隨口問了父母如今的K過得如何、病好了嗎？父親說K在醫院的告別式會場說自己會好好活著，原因是「要為父親的死亡負責」，K的母親很早就離家，唯一的妹妹目前住在精神病院的封閉病房，我完全不忍繼續聽下去，以一個家庭來說，這一場悲劇的代價真的太大了。

自殺的人看似衝動，但其實他們對於「那件事」思考已久，直到產生「只有死才是唯一方法」的扭曲思考為止，中間會經過相當恐懼的時間，他們也會以各種方式對周邊人發出請求協助的訊號。

那是瑞玄國中時的事情，在學校參加精神健康檢查，得出她屬於「自殺高危險群」的結論。像瑞玄這樣被列為高危險群的孩子，會收到正式通知郵件，但我卻沒有後續如何處理的印象。是要我們知道這件事就好、還是會做後續追蹤、還是要去醫院？總之沒有任何特別程序，只是確認了事實，不論是學校、社會，甚至是父母都沒有任何作為，任時光飛逝。

瑞玄上了大學，因為缺席過多拿不到學分時，也曾經向學校請求協助，當時學校只有跟我說：「對於長期缺席的學生，雖然有協助的專案，但本人拒絕的話，我們也無法強制。」問題是，如果學生本人願意參與學校的「更生」專案，通常就會願意去學校上課才對，這樣的回應真是令人無言。

不是要將責任推給學校或社會，因為就連身為媽媽的我，對於瑞玄被分類在「自殺高危險群」這件事，也沒有認真思考過「瑞玄真的會自殺嗎？」就像不久前還對表親K的症狀漠不關心一樣，我對於女兒的情況，也忽略了什麼才是重要的問題。

收到學校通知之後，我把當時還是國中生的瑞玄叫到我面前，說出至今依然記得的話，覺得相當羞愧。

「瑞玄啊，你是真的想死嗎？不是吧？應該是你看太多書了，就不要看太多那種艱深的書！」

可能就是因為這樣，所以現在的瑞玄才會對媽媽的「心理操縱」產生嚴重的抗拒。對於我已經認定了答案才提出的問題，瑞玄毫不在乎地說：「對，不是真的，就是朋友們都這樣說，結果我老老實實地寫出來了。」之後我也沒有再想起女兒屬於「自殺高危險群」的事情。

當時我不在乎的反應，反而讓瑞玄傷心了吧。如果當時我能採取適當的作為，好好地與瑞玄面對面聊聊，舒緩她緊張的情緒，讓瑞玄願意說出內心的想法，是不是就能避免後來發生「你為什麼想自殺」的心痛事件呢？

紐西蘭的自殺防範廣告中提及「每五人中有一人罹患精神疾病，他們有多痛苦則是取決於你」，這句話我必須牢記。只要提供可靠的肩膀，讓她知道她不是一個人，以開闊的心胸相信她、支持她，相信一切都會變好，這樣一來就能引領許多的瑞玄活下去。

媽媽，看電影

《牠》

由史蒂芬·金（Stephen King）一九八六年的小說改編而成的同名電影《牠》（It），是關於自己內心「陰暗」的電影。故事描述在一個持續發生殺人與失蹤案件的鄉村小鎮，哥哥比爾因為弟弟不見了，與「魯蛇俱樂部」的朋友們一同尋找弟弟。

剛進入青春期的七位「魯蛇俱樂部」的孩子，將父母視為無比負擔的存在。電影中的父母，包含意淫女兒的父親、想將兒子病態式束縛住的母親，這些父母雖不至於朝子女開槍，卻是會體罰子女的大人。

在糟糕環境下長大的孩子，將其內心的恐懼幻化為「牠」，十分痛苦。但他們提起勇氣，走向黑暗深淵與「牠」戰鬥。

跟直接面對恐懼，從魯蛇（lose）走向愛（love）、獲得成長的主角群不同，電影中還有「漂浮」的孩子們，他們無法走過成長期的痛苦與創傷，看著這些孩子我覺得相當心疼，不知不覺地流下眼淚。

每個人都有屬於自己的黑暗，瑞玄的「牠」是什麼我無法得知，只能大略地猜測，但希望瑞玄就算害怕「牠」，也不要逃跑，雙腳穩穩地站在地上，一步步地往前邁進。

如同哈利波特用咒語「叱叱，荒唐」將恐懼轉變為滑稽，我們若能擁有一個可以戰勝「牠」的特別技能，那該有多好。

35 我，媽媽的素顏

《關鍵報告》（*Minority Report*）是一部略久之前的電影，由史蒂芬·史匹柏（Steven Spielberg）執導的佳作之一，也是我相當喜歡的一部科幻電影。喜歡的原因有很多，如果只能說一個，肯定就是因為飾演主角約翰的湯姆·克魯斯（Tom Cruise），光以「捲入意外事件的驚訝表情」這個演技來說，沒有比湯姆·克魯斯更棒的演員了，當然這只是我主觀的想法。

電影的後段，有一幕是先知安慰著因失誤而失去兒子的約翰，先知按照時序快速朗誦若約翰的兒子沒有死，可以與父親一同度過的幸福日常，約翰想像著與兒子再度相見的畫面，表情相當懇切，但突然間，先知大喊一聲「跑」，讓在回憶中掙扎的約翰瞬間回到現實。

沒有人可以改變過去，對約翰來說，帶給他巨大傷痛的兒子失蹤與死亡事件，已經成為人生的一部分，先知要約翰不要糾結在無法改變的過去，要看向可以改變的現在與未來，所以才朝約翰大喊，要約翰快跑、快點往前跑。

「媽媽不想聽到外公、外婆說對不起嗎？」

近來瑞玄問我許多與過往有關的問題，我想瑞玄可能正與諮商師一起回想過去。小時候，應該沒有人可以生活在「玫瑰環繞的彩虹世界」，反覆思考韓國詩人皮千得說的「所有人都值得活下去」這句話後，我覺得是因為所有人都一樣過得很辛苦。

歷經嚴重事件後的心理痛苦，我們稱為創傷。若要說我幼年時期的創傷，應該就是爸媽經常吵架，還有要時時確保「蜂窩煤與泡菜」足夠的貧困生活，對於青春期的少女來說，這真的是嚴重的問題。深怕在回家路上聽到爸媽吵架的聲音，所以跟朋友一起走時絕對不會經過自己家，這是我有一次跟朋友一起目擊洋蔥與蜂窩煤「咚咚咚」地丟在家門口後養成的習慣。每個月總是會有幾次，父母用吵架的方式宣洩對世界的不滿，而我總是將其描繪成殺氣騰騰的「吵架台詞」，但也都是過去的事情了，決定就將爸媽定位成「粗話達人」。

因為我到高三為止，都跟睜開眼睛就相互詛咒的爸媽共用房間，所以我的個性多少也受此影響。總是為生計擔心受怕的媽媽，直到我高中畢業為止，連一次都沒有來過我就讀的學校，羞愧的是，不知從何時開始，我也不願意讓沒有念書、外貌寒酸的媽媽來學校。因此，如果不想讓學校請家長到學校，就要當個普通的學生，也就是絕對不當班長，也不會成為愛惹事的問題學生。

如同前面提到的，我在瑞玄第一次被排擠時，沒有做好身為媽媽應該做的應對，不知道自己當時為何如此消極、如此優柔寡斷。但近來我漸漸產生了「或許」的推測，或許是不喜歡在學校引起任何問題、或許是不喜歡媽媽到學校的

「幼年時期的我」之投射，當然這是我自己的情況，只不過依然無法抵銷無法守護女兒的無能。

不久前我跟瑞玄在弘大吃午餐時講到這件事情，瑞玄聽我說完之後，問我：「媽媽不想聽到外公、外婆說對不起嗎？」如果年邁且依然會吵架的父母跟我說對不起，不知道會不會覺得有所安慰，但那時的我想到另一件事情。

我不能說是個孝順的女兒，也不覺得自己是，但結婚二十五年以來，每一年都會為媽媽準備生日宴，媽媽本人卻從來沒有記得過她自己的生日。寫下這段文字的十天前是我的生日，我一如往常打電話給媽媽，每次都覺得媽媽應該不會記得，但我當喊一聲「媽媽」之後，媽媽都會問我有沒有喝海帶湯，一直以來連自己生日都不記得的媽媽，卻不會忘記女兒的生日。

如果說我承襲了特定的遺傳、在特定環境下長大，瑞玄也是。曾經想成為與父母不同之人的我，對每件事總是抱持著邏輯與理性，不知道有沒有讓小瑞玄喘不過氣來。如果具有一致性那就還好，但我好像與生養自己的父母越來越像，忍不住還是會發脾氣。瑞玄八歲時，曾經買了《生氣的父母會毀了小孩》的書當成我的生日禮物，真的是故意惹我生氣。

瑞玄嘗試自殺的那一天，寫了一封信給我，代替遺書留在電腦裡，但到現在都沒有要給我看的意思。我也很懷疑自己是否真的準備好要看那封信，一方面害怕內容寫的我會比自己所知的還要陌生，但總有一天——只要瑞玄許可的話——我會看到那封信。看著一半像牛奶的白鍋、一半像地獄般火紅的麻辣鍋，我也反問瑞玄：

「瑞玄啊，你想要媽媽跟你說對不起嗎？」

一直專攻麻辣鍋的瑞玄抬起頭來，露出一抹曖昧的微笑。

「不，最近常常聊起過去的事情，也有問媽媽當時為什麼會這樣做、當時是怎麼想的，已經有聽到回答了，所以沒關係。」

過去無法改變，但那「不明確」的過往記憶，都不會危及我與瑞玄兩人，我們深信未來還有很多可以一起聊天、一起解開誤會、一起請求原諒的日子。若說這世上有四億人罹患憂鬱症，那麼也會有四億種症狀。有人運氣好，戰勝憂鬱症後不會復發，但一般情況下若沒有專家的協助，就難以期待徹底痊癒。不是專家的我，會繼續思考為了瑞玄與我，我們可以做什麼、怎麼做。失敗了可能也不是沒關係，擁有信任與支持也不見得就一定會好起來，也沒有人可以保證明天一定會比今天更好，但我會與瑞玄一起走下去。

「就算你每天失敗，我也會陪著你。」

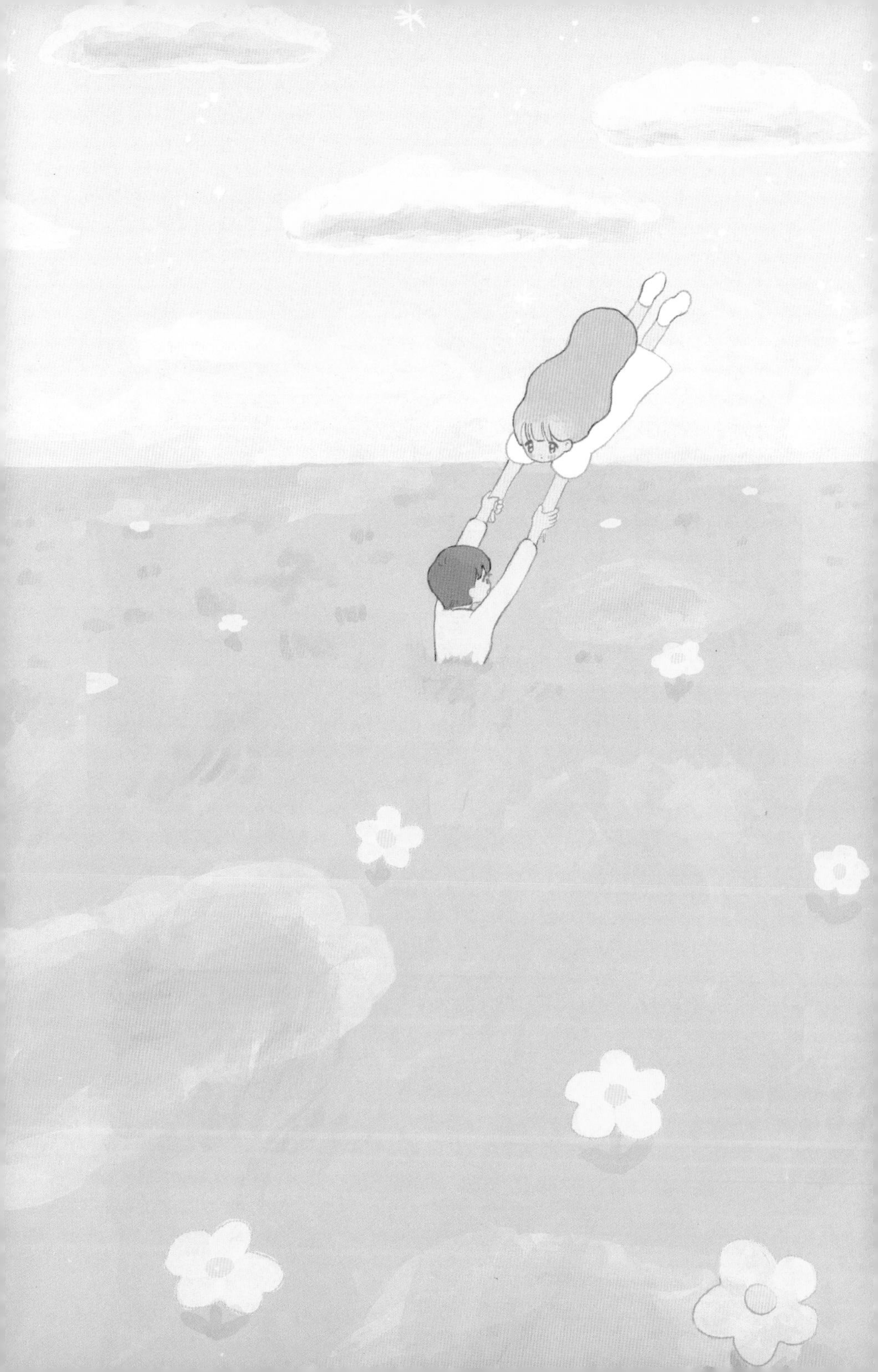

瑞玄的心裡話

給媽媽：

媽媽，如果過去這些日子，媽媽放棄了我，

我會變成什麼樣子呢？

我想，就算是這樣，我還是會那樣活下去。

但是，現在的我能漸漸好起來，

是因為媽媽沒有放開我的手。

回頭想想，怨恨媽媽、討厭媽媽的日子真的很多，

媽媽，我曾經覺得我帶給你很多阻礙，

所以也曾想過「乾脆不要出生比較好」。

媽媽的關心與愛護對我來說不是力量，而是負擔，

不論全心全意恨媽媽、還是愛媽媽，對我來說都很吃力。
在我矛盾的情緒波濤中、在我不停晃動時，
媽媽總是以媽媽的方式拉住我，對嗎？
現在我漸漸可以理解媽媽的心了，
所以我產生一個小小的目標，
那就是在媽媽有傷心事時，我想要成為聽媽媽說話的朋友。
想跟媽媽嘮叨說不要喝太多酒，
想跟媽媽說不要到處亂晃、要保持距離，想要擔心媽媽，
就像媽媽幫我那樣，我也想要幫媽媽，
同時我會用心認真地活著。
我愛你，媽媽，
謝謝你不放棄我，一路陪我走到這裡。

女兒 瑞玄

在尾聲之前

為了現在而選擇

此刻，就算寫完了關於女兒憂鬱症的書，我所知道的部分，依然與書寫前一樣，若有人問：「所以憂鬱症是什麼？」我應該還是不知道怎麼回答，只會「瞳孔震動」。我帶著希望自己的經驗可以讓某個需要的人獲得一點幫助的想法，不是以醫師、諮商師的角度，而是以我個人的觀點，整理出想對罹患憂鬱症的朋友、家人、身邊人們所說的話。

近來，藉由美國精神醫學學會發行的《精神疾病診斷與統計手冊第五版》（*The Diagnostic and Statistical Manual of Mental Disorders, DSM-5*），每個人都可以自我診斷憂鬱症狀，在網路上也可以輕易獲得相關資訊，看著「整天憂鬱、或對多數活動明顯失去興趣」、「體重增加或減少」、「自我批判」、「罪惡感」、「決定障礙」、「反覆想死的想法」……這些憂鬱症診斷文字，不知道是否能夠正確描繪出憂鬱症的輪廓。

然而自我診斷只是參考用，憂鬱症必須經由專業醫師的正確診斷與治療，憂鬱症的開始是模糊的、結束是遙遙無期，治療途中會有許多迷宮、岔路、陷阱埋伏，安德魯．所羅門（Andrew Solomon）在他的著作《正午惡魔》（*The Noonday Demon- An Atlas of Depression*）中，從個人、文化及科學三個面向檢視憂鬱症，提及「脫離憂鬱症是緩慢的，人們通常會在各個階段停下腳步」。

如同前述，對於精神疾病的偏見與烙印，是太晚開始治療的主因，在妨礙治療的因素之中，有個較少被提及但卻很重要的問題，就是精神治療導致的經濟困難。瑞玄從住院開始至今的一年三個月裡，持續回診接受治療，雖然是記在主要被保險人爸爸的實支實付保險中，但除了國民健康保險，治療過程中沒有獲得保險給付，因為保險中有個條款是「不給付『精神與行為障礙（F04-F99）』門診診療費用」，所以急診、住院、諮商與藥物治療的門診費用全部都是個人給付。

甚至連精神疾病患者本人都不願意申請健康保險，因為害怕不能購買一般保險，或是妨礙就業。

由統計廳發表的人口動向調查與死亡原因統計中指出，韓國青少年死亡的原因第一名已經連續八年是「故意自殘、自殺」。二〇一九年，二十幾歲的憂鬱症患者有九萬八千四百三十四位，比五年前的二〇一四年增加兩倍之多，雖然以年齡區間來說是六十幾歲的患者最多，但二十幾歲的增加趨勢卻是最高的。相對來說經濟能力較拮据的青少年與二十幾歲，除了憂鬱症引起的身心痛苦，更難以迴避經濟負擔這個龐然大物。

我在瑞玄住院的精神病房遇到一位二十歲出頭的青年，也因為父母經濟上的考量而選擇出院，更不用說之後的心理諮商治療了。瑞玄的學校前輩，二十歲出頭的青年，也是選擇不跟父母說自己罹患憂鬱症，一個人打工籌措諮商費用，那位青年能坦承地跟我說他的憂鬱病史，卻無法向父母請求協助。

根據我的經驗，先不論看醫師這件事，就連每天要按時服用藥物都不是簡單的事，憂鬱症藥物跟頭痛藥一樣，不是吃一次就能見效，所以很容易遺忘其重要性，憂鬱症是時時刻刻都會弱化意志力的疾病。

身上有傷、精神上有傷、或是不舒服就要治療是真理，但精神疾病患者必須翻越的那堵高牆卻是又高又艱辛，甚至會讓人懷疑：「難道我們只能活在一個阻隔精神疾病的社會結構之中，別無他法嗎？」但我想說的是，就算出現意料之外的龐然大物擋住前方道路，也請不要迴避或停下腳步。

希望你不要放棄因為憂鬱症而承受痛苦的自己，就算現在這一刻沒有餘力看向未來的希望，也請不要放棄，只要多撐一下，就可以讓自己的雙腳穩固地踩在地上，一步一步地往前走。因為，雖然不能選擇不罹患憂鬱症的生活，但是可以選擇治好憂鬱症，無論如何，現在這瞬間的你就是最珍貴的存在。

尾聲

閃閃發亮的漂流星星

「那無法想像的遠方，如果我們去了那邊，是不是就可以忘記所有的事情？」

「媽媽，我想去遙遠的地方。」

在本書出版之前，瑞玄出版了繪本《幼利之夢》，幼利是一個會跟內心天使許願，接著在人生的十字路口做出幾項重要選擇的孩子，在路上與不知生命何時會終止的流浪貓一起買西瓜、在廣大世界旅行並遇到新朋友，不往後看、大步地向前探索生命的疆界，這當中哪個會是幼利真正的選擇呢？或許現在擺在幼利面前的選項又不一樣了。

從「與幼利的世界之旅」回來後的瑞玄，最近投入顏料創作，在顏料上做足了功課，時常有顏料的包裹送上門，把瑞玄的小房間塞得滿滿的。貓咪室友洗髮精經常在瑞玄拿起畫筆時，就這樣躺在圖畫紙上，造成危機情境。瑞玄說想要弄出一個鬆軟、朦朧的色彩，所以顏料不能過多，對於完全不懂的我來說，不論是電繪或油畫，都是瑞玄的畫作而已，但對瑞玄本人來說，差異應該是很明顯。

就這樣幾幅油畫、幾幅電繪，擺在上水洞雜貨鋪的展覽空間裡，我為了去看女兒的作品，走過刻有「只有我能改變我的人生」的轉角建築，找到外觀漆上粉紅色的淡雅建築。在名為〈行星破壞者〉、〈人偶病棟〉、〈精神疾病天堂〉的畫作上方，有瑞玄花了好幾天黏在釣魚線上的雲朵，瑞玄夢想著小巧可愛、沒有痛苦的生活，這個展覽完整傳遞了她的喜好，由瑞玄親自貼上的展覽主題是「彩色天堂」。

二〇一九年五月最後一週休學的瑞玄，在二〇二〇年的九月復學。對於除了學業還有很多事情想做的女兒來說，這個決定並不容易，但女兒看起來好像找到了平衡點。服用了超過一年的憂鬱症藥物，在不久前開始減量，目前是暫停服用的狀態，而諮商則是持續進行中。

瑞玄和又愛又恨的媽媽之間保持著適當距離，對於這樣的瑞玄，我依然會有看不下去的時候，但我覺得瑞玄了不起的地方多了更多，如今才真的能說出瑞玄有朝著「自己的內心」改變的跡象。

人們說浩瀚的宇宙中，總是會有不屬於任何銀河的漂流星星，這些星星所發出的亮光總和，相當於所有銀河內的星星發出的亮光，一直以來我都很喜歡這類還只是假說的故事。曾有一段時間，在面對他人的時候，我都會猜想他是在人群中發亮的人、還是獨自發亮的漂流星星。所以今晚若是星光燦爛，那過半的光亮都是來自銀河外的漂流星星。至於獨自一人在宇宙旅行的閃亮漂流星星——瑞玄的故事，就說到這裡。

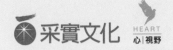

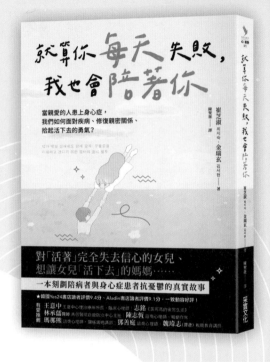

HEART
心|視野 心視野系列 107

就算你每天失敗，我也會陪著你

當親愛的人患上身心症，我們如何面對疾病、修復親密關係、拾起活下去的勇氣？
네가 매일 실패해도 함께 갈게 : 우울증을 이해하고 견디기 위한 엄마와 딸의 혈투

作者 崔芝淑（최지숙）、金瑞玄（김서현）
譯者 陳聖薇
封面設計 楊雅屏
內文排版 theBAND・變設計— Ada
主編 陳如翎
行銷企劃 陳豫萱・陳可錞
出版二部總編輯 林俊安

出版發行 采實文化事業股份有限公司
業務發行 張世明・林踏欣・林坤蓉・王貞玉
國際版權 鄒欣穎・施維真
印務採購 曾玉霞・謝素琴
會計行政 李韶婉・簡佩鈺・許俽瑀
法律顧問 第一國際法律事務所 余淑杏律師
電子信箱 acme@acmebook.com.tw
采實官網 www.acmebook.com.tw
采實臉書 www.facebook.com/acmebook01

ISBN 978-626-349-043-7
定價 380 元
初版一刷 2022 年 11 月
劃撥帳號 50148859
劃撥戶名 采實文化事業股份有限公司
104 台北市中山區南京東路二段 95 號 9 樓
電話：(02)2511-9798
傳真：(02)2571-3298

國家圖書館出版品預行編目 (CIP) 資料

就算你每天失敗，我也會陪著你：當親愛的人患上身心症，我們如何面對疾病、修復親密關係、拾起活下去的勇氣？/ 崔芝淑，金瑞玄著；陳聖薇譯．-- 初版．-- 台北市：采實文化事業股份有限公司，2022.11
240 面；14.8×21 公分．--（心視野系列；107）
譯自：네가 매일 실패해도 함께 갈게 : 우울증을 이해하고 견디기 위한 엄마와 딸의 혈투
ISBN 978-626-349-043-7(平裝)

1.CST: 憂鬱症 2.CST: 通俗作品

415.985 111016270